歯科医院経営
選書

(有)エイチ・エムズコレクション 代表取締役社長
歯科衛生士
濵田 真理子 著

人材から人財へ
育て上げる36の秘訣

院長必携!
新人スタッフからチーフまで
段階別育て方のコツを
集大成!

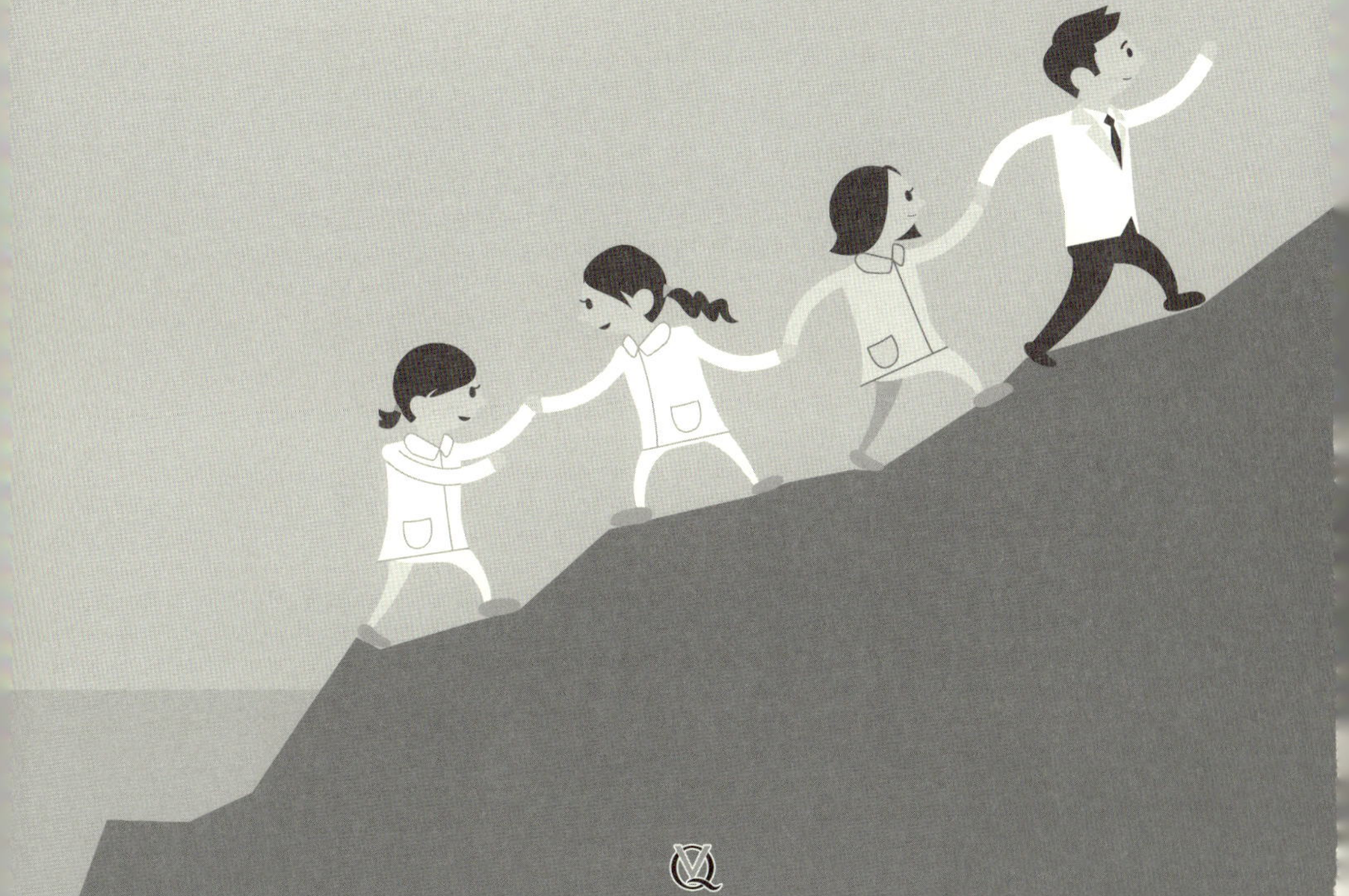

クインテッセンス出版株式会社　2015
Tokyo, Berlin, Chicago, London, Paris, Barcelona, Istanbul, Milano, São Paulo, Moscow, Prague, Warsaw, Delhi, Bucharest, and Singapore

●はじめに

スタッフの人財化を考える前に、まず、患者さんの優しい〝嘘〟と〝本音〟について考えてください。

☑忙しいんです↓歯科は後回しです
☑また連絡します↓もしくる気が起きたら……
☑ありがとうございます↓でも結構です
☑少し考えさせてください↓どうお断りするかを考えます

「仕事が忙しいので、また連絡させていただきます」は、患者さんの優しい嘘です。

患者さんを本気で大切にするならば……

・患者さんを大切にする＝歯科医師を大切にすること
・患者さんを大切にする＝スタッフを大切にすること

スタッフの皆さんが、院長やスタッフと話し合う時に＋しっかり目を見て＋質問や話にきちんと耳を傾け＋安心して診療に集中してほしいと思う気持ちがあれば、相手が考えていることが正しくわかるはずです。

これは医療に携わる人の基本です!
いわゆる〝じんざい〟は、経営面で考えると〝資産〟にも〝負債〟にもなります。たいていの人は、歯科医院で働く〝人材〟です。その中から〝人財(資産)〟となる人が育つこともありますが、時々〝人罪(負債)〟となる人が長く勤務してしまうこともあります。歯科医院は基本的に女性中心の職場です。院長は、とりわけ男性院長は、女性の心の綾を勘違いすると、適切な指導が指導でなくなってしまいます。

院長には〝経営者〟と〝医療人〟の立場がありますが、経営者視点で考えると、雇用している〝じんざい〟の能力開発は必須のお仕事になります。

本書は、経営している院長先生はもちろんのこと、これから経営をする人の今後のため、また手にとったあなたにお役に立てるためのヒントが満載です。

構成は第1章が新人編、第2章が入職1年目編、第3章が入職3年以上編、第4章が中途採用者編、第5章が入職5年以上(チーフ候補)編、第6章がチーフ編となっており、それぞれの段階ごとの人財開発の内容・コツ・留意点が詳しく書かれています。

歯科医院のスタッフの定着率が低いという現状から、新人および入職1年目に多くのページをさき、じっくり教育・サポート体制をつくり、スタッフの人財化と定着化をはかるノウハウを集約しています。

人財開発のキーワードは「見本を示す」「伝える」「見守る」です。このキーワードを軸に36の秘訣を展開しております

本書の36の秘訣が、あなたの歯科医院のお役に立ち、さらなる発展の礎となれれば、これにすぐる喜びはありません。この本を通じて、あなたと出会えたことに感謝します。

濵田真理子

２０１５年９月１日

●もくじ

序章 患者さんあっての歯科医院であることを再確認する 15

第1章 新人スタッフをどう育てていくか？ 27

第2章　入職1年以上のスタッフの育て方

第5章 入職5年以上のスタッフへの期待と留意点

第6章 チーフの仕事とチーフに期待されるもの

序章

患者さんあっての歯科医院であることを再確認する

全国各地での講演等で、お話しをさせていただく際に、「医療機関で、患者さんが思う〝ふつう〟(?)を考えてみてください!」という課題を出させていただくことがあります。戸惑う人・即答する人、反応はさまざまです。「〝ふつう〟ってなんですか?」と、逆に質問を受けることもあります。

そこで、歯科医院の安定経営というテーマを、患者さん目線で考えてみましょう。

歯科医院に患者さんが通院する際〝ふつう〟に期待することは――

・痛かった歯が治る
・歯科医院が清潔である
・感染予防がきちんとしている
・治した歯が再発しない
……など

当たり前のことが、患者さんにとっては〝ふつう〟だと考えていただければいいと思います。

歯科医院や歯科医療に対する患者さんの欲求水準が高度化・複雑化する中で、患者さんが歯科医院に期待するクオリティも対応も、レベルの高い時代を迎えました。要するに、患者さんが期待する〝ふつう〟のレベルも高度化しているということです。

視点を、まだ患者さんのままで考えてみましょう。

(1)　前歯の治療を希望の患者さん（カウンセリングの際のアンケート：M's marketing事業部2013年調査）

☑白い歯を入れてくれる
☑きれいにつくってくれる
☑できるだけ安く良いものを
☑短い期間でつくってくれる
☑合わなかったら変えてくれる
☑人にわからないようなものを入れてくれる
☑人にきれいって思ってもらえるようなものを入れてもらえる……など

(2)　前歯の治療例：患者さんの要望（医院側の事情とは関係ない思いがある）

Aさん：☑人にわからないようなものを入れてくれる→入れたというのがわからない補綴希望

Bさん：☑人にきれいって思ってもらえるようなものを入れてもらえる→お金をかけただけの評価を得られる補綴希望

その結果が――

Aさん：☑色が合わないねって旦那さんにいわれた→入れたというのがわかってしまう

補綴になっていた

Bさん：☑前と全然変わらない歯だねと旦那さんにいわれた→お金をかけただけの評価を得られない補綴

などで、医療機関側の評価は関係ない本人評価！

もし患者さんの希望にそえなくても、アパレル企業のように〝気に入らなければ商品は返品可能〟というわけにはいきません。飲食関連事業のように〝満足しなければ費用はいただきません〟というレベルでは解消できません。

歯科医療では「ごめんなさい」で処理できないことが多いのです。

なぜ、こんなことが起こるのでしょうか？

もし患者さんからクレームや指摘を受けた場合――

事前に不安素材も含めて、相手にわかりやすく話をしておくことを、説明といいます。

事後に不安材料も含めて、相手にわかりやすく話をすることを、言い訳といいます。

同じ内容でも〝いつ・どのタイミングで・どう話をしたのか？〟――患者さんとのコミュニケーションはきわめて重要です。

(3) トラブルが頻発する歯科医院のサポート

トラブルが多い歯科医院のサポートに入る際、「事前に患者さんの要望を聞いておきましたか?」と質問させていただくことがあります。

あるケースでは、医院側が「はい。患者さんはきちんと私たちの治療説明に納得して契約書にサインをしていました」と、自信を持って答えました。

患者さん側は「いいえ。いろいろな歯科材の種類や治療の説明のメリット・デメリットは、ていねいに写真を使って見せていただきましたが、私の話を特別聞いてもらうような時間はありませんでした」と、寂しそうに答えられていました。

このギャップに、歯科医療従事者としては、意識を向ける必要がある時代に突入しています。

コミュニケーション不足と、コミュニケーションの時間が少ないのは違います。

〈例外〉「医療機関は病気を治すところなので、特別に患者さんの満足や要望を聞かない」という選択を、凛としてとっている歯科医院もあります。

その際は、院長自らが積極的に患者さんに対して事前説明を行い、患者さんが理解できたことを確認した状況で、双方の契約書を交わしてから診療をスタートさせます。患者さんの多くの要望を満たすより、医師の視点を優先しよう、そのために患者さんの理解を十分得る努力が、歯科医院の経営を安定させているケースもあります。

しかし、トラブルが多いのは「医療機関は治すところだから、特別に患者さんの満足を目指していない」といいながら、事前説明はおろそかで、患者さんから発信される小さい

〔図表1〕　患者さんの不安要素の例

☑説明もなくスタートする治療
☑治したけれどまた再発するのか？
☑自分の今後がわからないまま終わる治療
☑自分の状態がわからない治療
☑自分が使用する機器が適切なのかわからない
☑放置されたままの不安
☑お金の話が全然ない
☑患者の話を聞いてくれない
☑滅菌されている器具なのか確認しようがない　……など

グチにも、適切に対応も回答もできずに、結果的に振り回されることで、診療室の雰囲気さえ不安定になるケースが一般的です。

(4)「安心〝する〟〝しない〟」を決めるのは患者さん

〔図表1〕は、M's marketing事業部がカウンセリングの際のアンケート調査した資料です（2013年）。

では、どんな歯科医院になりたいですか？

「この歯科医院に任せておけば大丈夫！」

「この歯科医院なら安心」

「ここなら安心して通える」

と、患者さんから思ってもらえるような歯科医院になりたいと医院側はいいますが、その評価を最終的に決めるのは患者さんです。

歯科医師と医療スタッフが参加するセミナー

で行うサプライズを紹介しましょう。

私「本日は、私が皆さんに質問します。質問された方は前に出て答えてもらいますね」

私「では、どなたか？（キョロキョロ見回して……）」（しばらくの間）

私「この時間、どう思いましたか？」

一番前の受講生「え？」

そのお隣の受講生は「自分が当ったら嫌だな。急にドキドキしちゃいました」とのことでした。

かなり多くの人が、実は〝不安〟な気持ちになったそうです。

この感じを歯科医院に当てはめてみましょう。

〈前提：担当制ではない歯科医院〉

スタッフ「本日は、私が○○さまを担当します。歯科医師に確認してもらった後で、お口の掃除をさせてもらいます」

患者さん「えっ？　お口の掃除？」

この反応に疑問を持たなかったら〝危険〟です。

つまり、名前はていねいにお伝えしましたが、歯科衛生士側が「なぜ患者さんの口の中を触らせいただくのか」の説明はありません。いくらていねいに挨拶をしたとしても、「患者さんにとって、この人が何者で、どのような意味があって、患者さんの口腔を触らせてもらうのかわからない」場合には、多くの患者さんが、実は〝不安〟な気持ちになってしまいます。

(5) 予防歯科に取り組みたいのに……

私どもの会社は、1994年に起業し、全国各地でイベントやシンポジウムなどさまざまな活動を創造し、運営してきました。

その後、日本歯科医師会やメーカーの事業をサポートさせていただく中で、多くの歯科医師が医療スタッフとの関わり方や人財育成に困っていることを知り、全国各地で2003年より、中小規模の歯科医院に限定したコンサルティング事業をスタートさせました。

ユニット2台の歯科医院からユニット十数台程度。年商は5千万~8億円程度です（ただし、年商8億円のクリニックは完全自費で、ユニットは5台以下です。ユニットが多いからといって収入が増えるわけではありません）

とくに、私の担当は人財開発と予防歯科のシステム構築や自費のメニューづくりです。実際に予防歯科のシステム構築は、素材をこちらがまとめて整理はしますが、理論やリスク検査を強要することはありません。

まったくわからないので任せるといわれても、やはりその時のスタッフの人数や能力や現在の治療エリアでのユニット使用状況などのバランスを考えてから設計していきます。しかし、そこで最初にぶつかる壁が、いまだに「予防歯科ってなんですか?」という質問です。

予防歯科のシステム構築を依頼されているのに、実際には「予防歯科は全然わかりません」というのが珍しくないのが現状です。

歯科医師との食事会で「予防歯科とは?と患者さんに聞かれても、簡潔に回答できるスタッフは多くないし、各スタッフでいうことがバラバラな歯科医院が多いので確認するといいですよ」とアドバイスをすると、たいていの院長が「嘘でしょう? うちは歯科衛生士に全部任せてあるから大丈夫」と自信満々です。

私「本当にそのとおりなら何も心配はないです。でも、意外と即答できない人が多いので、何かの機会がありましたら確認してみてくださいね」

そうお伝えしてから数ヵ月後に、

院長「真理子さんのいうとおりだったよ。もちろん、チーフは即答したけれど、他のスタッフは全員バラバラだった。でも、チーフの回答も少し本質からずれていたかも……」

私「統一した考えを、お互いに共有する仕組みがなければしかたないですが、仕組みをつくればよいのですから、まずはつくってみればよいと思います」

では、何をやればいいのでしょうか？

☑むし歯予防
☑再発予防
☑健康増進
☑その他……

歯科医院全体で、これらについて同じサービス内容を提供していますか？

(6) 今あるものをきちんと活かす！

地域密着型歯科医院で大切な考え方として「今、自分の歯科医院で生かせるものは何なのか？」という質問に対して

・信用？
・歴史？
・予防ゾーン？
・気持ちが良い施術？

……など目で見えるものや耳で聞こえるものをあげていきます。

〔図表2〕　なぜ患者さんとの信頼関係が構築できないのか（医療スタッフ）

〔ケース〕　会社から近いし、きれいな歯科医院なので気になり通いはじめましたが、何回か通っているうちに、スタッフの方が馴れ馴れしい雰囲気で話しかけてくるようになりました。私に話しかけるのと同じ口調で、歯科医院の同僚や、院長に対しても話しかけていてイヤだと思いました。院長は平気なのか注意する様子もありませんでした。
私も治療がひと段落したし、もう行きたくなかったので「仕事が忙しいのでまた連絡させていただきます」という嘘の理由で行くのを辞めました。今は自宅近くの歯科医院に行っています。

〔分析ポイント①〕　会社から近いし、きれいな歯科医院なので気になり通いはじめました（＝事前期待が大きかった）
〔分析ポイント②〕　何回か通っているうちに、スタッフの方が馴れ馴れしい雰囲気で話しかけてくるようになりました（＝事後評価が低下中）。
〔分析ポイント③〕　私に話しかけるのと同じ口調で、同僚や院長に対しても話しかけてイヤだと思いました（＝事後評価が低下中）。

⬇

〔解　説〕　スタッフはコミュニケーションをとっているつもりでも、患者さんにとっては「話しかけてくる」という評価にしかなっていません。
〔分析ポイント④〕　院長は平気なのか、注意する様子もありませんでした。

⬇

〔解　説〕　医療現場で問題のある態度や会話をするスタッフに対して、「先生が何も関心がないなら、この先歯科医院がよくなることはないと思いました。私にはそうした医院は合いませんでした」と、患者さんは判断しました。
〔分析ポイント⑤〕　私も治療がひと段落したしもう行きたくなかったので……

⬇

〔患者満足度総合評価＝不満足〕（2013年6月名古屋市内某所）

歯科医師の評価	満足
治療内容	満足
雰囲気	普通
通い続けたい	そうは思わない
知り合いにすすめる	すすめない
総合評価＝不満足	

〔分析ポイント⑥〕　「仕事が忙しいのでまた連絡させていただきます」という嘘の理由で通うのを辞めました。

⬇

患者さんの優しい嘘に気がつかない！
スタッフの発言「○○さんは仕事が忙しいから、落ち着いたらあちらから電話くれるっていっていました」

⬇

〔解　説〕　素直？というより、自分たちのせいで患者さんと信頼関係が壊れたことに気がつかない！
〔分析ポイント⑦〕　今は自宅近くの医院に通っています。

⬇

〔問題点〕　永遠のサヨナラに気がつかない！
〔アドバイス〕　こんなこと、実はどこでも生じている珍しくない事例です。院長先生・スタッフとも真剣に考えてください！

こうすると、答えに近づきます。

Why not ……はＮＧ

HOW to ……はＯＫ

年齢も、経験も、教育機関も、全然違う仲間が一丸となって取り組むチーム医療ならなおさらです。

時々でもいいので、お互いの意見をすり合わせて、患者さん目線でわかりやすい言葉にまとめましょう。それをトレーニングで習得させる機会をつくるのです（よほど本人に意識がないと自然には上達しません！）。

たとえば「予防歯科とは、むし歯や歯周病など、病気になってからの治療ではなく、なる前の予防を大切にする歯科での取り組みのことと、エムズ歯科では考えています」という感じで、短くていいです。

取り組む前に「何をどう取り組みたいのか？」の姿勢と熱意を整理しておきましょう。そうすればスタートは早いです。

第1章

新人スタッフをどう育てていくか？

1 見本を示し＋伝える

（1）技術・知識の前に姿勢・意欲を育成する

「患者さんが自分の身内だとしたら、相手のために何ができますか？　相手のためにどうしますか？」――医療を提供する側としては、技術や知識の前に、患者さんから医療人として信用される人間づくりの育成が第一です。

フランス文学者シモーヌ・ド・ボーボワールの言葉に「女性は生まれつき女ではなく、社会的に女につくられていく」という名言があります。

"One is not born, but rather becomes, a woman"

この言葉をかりれば……

「歯科衛生士は卒業しただけでは医療人ではなく、医療機関で患者さんとの関わりで本物の歯科衛生士になり、医療人になっていく」といえるでしょう。

人財開発では、課題を大きく次のように分類できます。

・**医療倫理と医療人の基本姿勢**：医療接遇はこちらの分野です。

・**知識と技術**：知識や技術は、人財開発や育成の分野といった狭い区分では、スキル指導の分野になります。

当然、歯科医院では、新人を採用した際に〝早く現場で使えるようになってほしい〟という要望が出てきます。つまり、私たちが依頼される内容は、知識や研修の支援が一番の要望になります。

しかし、たくさんの医療機関を広い視点で支援する際、人財開発の初期の段階で重要なことは〝医療スタッフの主体性や責任感の育成〟です。

車で例えたら、エンジンとなる医療倫理や医療人の姿勢の育成です。家で例えたら、家を建てる前の土台づくりです。

医療人の姿勢や医療倫理が理解できない新人に対して、知識や技術を教えても、すぐに忘れてしまいます。

なぜなら、本人に自ら学ぶ、自らが医療人として向上するという自発性・主体性がないため、研修そのものがムダになってしまいます。多少仕事を覚えていたとしても、ミスをした時の責任感は理解できないことが多いからです。

逆に、医療倫理・医療人の姿勢という土台をしっかりと育成できると、知識や技術の研修に入らなくても、自然に新人が育っていくケースも珍しくありません。

なぜなら、医療人として臨床にかかわる際、自ら医療倫理や医療人の姿勢を身につけた新人は、意欲が生まれてきますので、教えなくても自然に「勉強したい」「練習したい」「覚えたい」と、自分から積極的にトレーニングを希望してきます。

行動では、実際に何かを読み始め、わからないところが出たら質問してきます。研修に関しても「お金を出してくれたら行きます」という感覚ではなく、自分のために、自己投資でも、興味ある知識や技術を習得しようと成長していきます。

(2) 張り切る方向が違いすぎると間違いのモトに！

医療倫理・医療人としての姿勢を教える前に、モチベーションだけ高くしてしまうのも危険です。

医療人としてではなく、1人の女性として輝こう・頑張ろうと情熱的になったとしても、本人に「医療人として自分が医療機関で活かされていく」という自覚がないと〝浮かれた新人〟になります。張り切る方向が違いますので、ミスも多発します。能力がないのに、モチベーションだけ高い医療人はトラブルの原因となります。

「患者さんが自分の身内だとしたら、相手のために何ができる？　その人のためにどうしますか？」

簡単な質問でもいいので、この課題に真剣に向き合う時間をつくってあげてください。

「自分の身内の時だけ」「自分の大事な人の時だけ」ていねいにかかわる！　という意

識があるうちは、まだまだです。

「思いつきません」という意識のうちも、まだまだ患者さんを触らせてはいけません。医療を提供する側ではありますが、技術や知識の前に、患者さんから医療人として信用される人間となれる素材づくりに取り組むべきです。

(3)　チーム医療の基本を教える

新人スタッフに、チーム医療の考え方を教える際に、院長から直接伝えておくべき基本的な項目があります。

①自分が誰かのために、正確に役に立てるという自己重要感
②自分の究極の危機には、最高責任者が守ってくれるという信頼感
③この歯科医院には、私の居場所があるという安心感

という根っこを大事に育ててほしいと、院長から伝えます。〝医療現場では持ち場を正確に守る〟〝歯科医院では患者さんへの貢献〟の意識が大事だからです。

そこで、知識もそれなりにあって、スキルも1年でかなり上手になってきた歯科衛生士という設定で、この条件をすべて反対に考えてみましょう。

①診療の中で、自分が誰かの役に立てているという感覚がないという低い自己重要感

②自分が窮地に陥った時に、院長は知らないふりをして院長室に逃げたという不信感

③この歯科医院の中には、私の居る場所はあまりないと感じる不安感

があるとしたら、院長先生が「だんだん慣れてきたな」と思った頃には、歯科衛生士は毎日の仕事を含めた生活に飽きてきていたり、変化を求めて退職ということになります。

実際に、このような状況で辞めたという新人とお会いした際に、

Q：「どうして前の歯科医院を辞めたの？」と聞くと、

A：「なんとなく」と、答えてくる人も少なくありません。

歯科医院で働く意志があるなら、チームワークの中で仕事をし続けるための上記３つの感覚を、しっかり伝えておくことです。

2 医療人としての心＋伝える ——新人の失敗談を財産としてマニュアルに！

(1) あいまいな言葉で指示しない

歯科医院の中で、基本の仕事や作業を明文化しておきます。つまり、こんなふうにするという言葉を具体的な文字にすることです。とくに歴代の新人の〝失敗談〟を盛り込んだ

マニュアルは、院内での基本の仕事を守らせる近道になります。

〈例〉受け取り方が異なる言い方

「だいたい」「ちょっと」「少しだけ」「けっこう」などは人により感覚が違います。

「だいたいでいいから」→「1週間に3回程度」

〈例〉あいまいな言葉で指示しない

×「お昼までにはやっておいてね（何時か？がよくわからない）」→「12時までには終わらせておいてね」

×「明日の朝までに返事ください（明日の何時までか？を明確に！）」→「明日の朝8時までに返事をください」

×「今日中にできないならやらなくてもいいよ」→もうあなたに期待できないという最終警告が伝わらない。

「だいたいいいと思う」「たぶんこれでいいと思うよ」「これでいいかもしれないね」「これでいい気がする」など、新人を指導する側があいまいな言葉を多用すると、新人が中途半端な仕事をする癖がついてしまいます。

(2)　新人の仕事にトイレ掃除を組み込む

新人の仕事として、1年目にトイレ掃除を組み込みましょう。

トイレ掃除は、家庭でどのようなことを、どうしてきたかを、かいま見られる部分になります。

たとえば、入職するまでに自宅通学・ひとり暮らしなどいろいろな事情はありますが、おおよそ見当がつきます。

Q：「小さい頃からおうちでトイレ掃除はしていましたか？」という質問に対して

A：きちんと教育されてきた

B：時々「掃除をしなさい」といわれた時にやっていた

C：小さい頃から一度もしたことがない

D：小さい頃には少しお手伝い程度にはやっていた

E：汚れがかなり気になれば自主的にやっていた

など、いろいろな答えが返ってきます。

実力は確認しなければわかりませんが、この質問によって、その子の入職前から持っている家庭での掃除や清潔への意識が推測できます。

しかし、それだけの評価ではダメです。実際に「では、どんなふうにお掃除をしていたか？　やってみてください」とお願いしてみると、たとえば――

A：きちんと教育されてきたと答えるスタッフが、実は我流でお掃除をしていたため、一流の掃除ができないこともあります。

Ｂ：時々「掃除をしなさい」といわれたらやっていた、と答えるスタッフでも、実はその時々にしっかり見本を見せてもらいながら習得していたため、一流の掃除ができることもあります。

このように本人の意識と実力には差があることがあります。だからこそ、何かに取り組む時には、必ずといっていいほど「こんなふうにどうする」ということを、本人の言葉できちんとまとめさせておく必要があります。

〔よくあるケース〕

ベテランのスタッフが、新人スタッフにトイレ掃除を教えます（ベテラン（以下Ｂ）と新人（以下新））。

Ｂ「今日はトイレのお掃除を教えますので、しっかり覚えてくださいね」

新「はい」

Ｂ「ここはこんなふうにやります」

新「はい」

Ｂ「ここはこれでこうやってこうします」

新「はい」

Ｂ「ここはこんなふうに確認してくださいね」

新「はい」

Ｂ「大丈夫？　メモしている？」
新「はい」
Ｂ「で、最後はこんなふうに確認してこうして終わります」
新「はい」
Ｂ「わかった？」
新「はい。わかりました」
Ｂ「では、明日からやってみてね。私もサポートするし、わからないことがあれば何でも聞いてね」
新「はい。ありがとうございます」
しかし……３ヵ月を経過しても、思うようにはきれいになっていません。
そのたびに、
Ｂ「ねえ。今日はトイレ掃除したの？」
新「はい。しました」
Ｂ「補充のトイレットペーパーが少なくなっていたわよ」
新「あっ、気がつきませんでした。ありがとうございます」
Ｂ「今後は気をつけてね」
新「はい。ありがとうございます」

しかし……、翌月のチェックでもきれいになっていない場所がありました。
Ｂ「ねえ。本当にトイレ掃除しているの？」
新「はい。今日もやりました」
Ｂ「でも、便座の裏がきれいじゃなかったわよ」
新「あっ、それは忘れました。すみません」
Ｂ「ほんとに気をつけてね。いちいちいわせないでよ」
新「すみません」
「すみません」をいう回数が増えれば増えるほど、新人から笑顔が消えていく危険があります。
結果的に、「簡単なことが全然できていません」という新人の指導者からの相談で介入させていただきました。
私「トイレの掃除でわからないことありますか？」
新「大丈夫です。とくにないです」
私「トイレの掃除で、具体的に毎回やっていることを項目別に教えてもらえますか？」
新「え？　項目別ですか？」
私「そう。たとえばごみを捨てる・鏡を拭くなどやっている行為を教えて？」

〔図表3〕　トイレ掃除の一覧表

毎日やること(高いところから掃除をする)	定期的に確認すること
①天井・壁・棚のほこりや汚れふき	①補充用トイレットペーパーの確認・購入
②鏡の掃除	②芳香剤の確認・購入
③補充用紙コップの確認・購入	③季節アレンジの変更・保管・その他
④ドアノブ・ドアの手垢ふき	④掲示物の確認・変更・相談・その他
⑤洗面台の掃除	
⑥便器の蓋・便座の裏表・便器全体を拭く	
⑦床の掃除　　その他	
⑧補充関係の確認と補充	

※上記の内容を５分以内（新人10分以内）で行う。
※⑧トイレットペーパー・ペーパータオル・手洗い石鹸……など

新「そういうふうにはやっていません」
私「では、どういうふうにしているのか、もう少し詳しく教えてもらえますか？」
新「（小さいメモを取り出して読みだす）え……っと。あの。ごみを捨てる。補充する。床を掃除する……（沈黙）」
私「（沈黙）」
新「あとは……、気がついたことをやっています」
私「確かに。気がついたことを行動に移してやるのは大切なことよね。今日はそれで何を気がついたの？」
新「えっと。今日は床・補充・鏡を拭く。まだ朝のごみはなかったのでこれだけです」
私「便座の裏のふたのチェックはしてみた？」

新「あぁ……、今日はしていません」
私「いつしたか覚えている？」
新「先週あたりやったと思います」
私「やったのね。でも、前回、先輩から便座の裏をきれいにするようにアドバイスもらったのは記憶ある？」
新「はい」
私「だとしたら、どうして今日はしなかったの？」
新「（しばらく沈黙……）今日は別にしなくても大丈夫かな？　と思っていたので……」
私「そうだったのね。じゃぁ。毎日やる作業を項目ごとに一覧表にしてみようか？　明日までにやってみて」
新「はい」
最終的に、きちんとした一覧表は出てきませんでしたので、こちらで作成した一覧表を渡しました〔図表3〕。

(3)　準備・作業・点検・確認など、基本的ことは明文化しておく

どんな仕事にでも、質を保つための最低条件があります。しかし、多くの作業の中で、多くの人がそれを意識せずに仕事や作業をしています。

朝の準備・連絡・報告など、基本作業ほど、日々の中で頻繁に行うため、慣れてくると緊張感がなくなってきて漏れが出やすくなります。

・朝の準備を一部忘れた
・昨日、帰る時には、必ず明日の朝には連絡しようと思っていた用件を忘れていた
・伝えようと思っていたが、朝の仕事が忙しくて報告を忘れてしまった……など

明文化したものを、準備・作業・点検・確認など、項目ごとにプロセスを作成しておきましょう。

歯科医院・先輩側「何度も教えているし注意しているのに、できていないじゃない」
新人側「私だってちゃんと頑張っているのに……(涙)」

⇩ちゃんと仕事ができるように頑張っているのではなく、頑張ることをきちんと頑張っているという意識です。
⇩人は育てたようにしか育ちませんので、業務はマニュアルでなくてもいいので、しっかり明文化しましょう!

3 伝える――好かれることより信頼関係を大切にするよう導く

(1) クリアするテーマ「挨拶・自己紹介・身だしなみ」

新人が一番口にすることが多い言葉は「おはようございます」「教えてください」「すみません」……など。「あいさつ・お願い・お詫び」＋α（ひと言付け加える）することで、相手と自分の心の距離が近づくようにします。

フランス文学者シモーヌ・ド・ボーボワールは「夫をつかまえるのは技、とどめておくのは努力」といっていますが、この言葉を借りるとすれば「歯科衛生士をつかまえるのは技、とどめておくのは努力」となるでしょう。

「新人が入る（入った）ので、医療接遇より早めに施術ができるようにしてほしい」という依頼が、毎年春に殺到します。

コンサル目線：まずはスキルの前に、患者さんの目の前に立たせる機会があるならば、医療接遇の基本ルールと電話対応をマスターさせておくことをおすすめします。

医院側思考：「医療接遇より、とにかく即戦力だよ。1日でも早く使えるようにしてほしいんだけど……」

〔図表4〕　　新人のあいさつの基本

あ……あかるく相手に聞こえる声で。
い……いつでもこちらからあいさつする。
さ……さいごまでていねいに相手を見る
つ……あいさつの後に＋α（ひと言）を続ける

挨拶という漢字は――
「挨」は相手の心を開く・自分の心を開くという字。
「拶」は相手に近づくという字になります。

コンサル目線：これが危険！

理由：人の第一印象は数秒で決まります。その第一印象が決まってしまうのを印象形成といいます。もし印象形成でマイナスの評価が決まってしまうと、歯科医院のように、なかなかその当人と患者さんが直接向き合うわけではない環境では、〝新しい人＝ダメ〟という評価が固まってしまいます。

もちろん、同時にスキル関連の指導を行わないわけではありません。しかし、医療接遇や医療人としての基本マナーを、最初の時期に教育しておかないと、この先ずっと、本人も歯科医院も苦労するようになるのが現実です。

毎日の中で新人ができる一番大切なことは、「聞こえる声であいさつ」です。

人財開発の研修では、あいさつの意味を伝えることと、あいさつの重要性をお伝えします。中には「それって小学生レベルの話ですよね。おはようございますってきちんといいましょう～って」といわれてしまいます。

しかし、現実には多くの歯科医院で、その「聞こえる声であいさつ」ができていません。小さい声で「おはよう」と先輩。小さい声で「おはようございます」と後輩が応えています。こんな歯科医院は珍しくありません。

「○○ちゃんもうきているの？」と聞くスタッフ。

「あっ？　きているかもしれません。靴があったみたいですから……」

黙って入ってきて、医局へ移動して着替えるスタッフ同士の関係。

ニコニコはしているけれど、声が出ていない新人。

これではダメです。

この先も医療人として仕事をするならば、新人にとって正しい「あいさつ・お願い・お詫び」は、習得すべき必須のことです。

「おはようございます。昨日はいろいろとご指導いただきありがとうございました。今日もよろしくお願いいたします」

こんな言葉がいえるようになってくると、新人と仕事仲間、新人と歯科医師との距離が近くなります。その結果、心が近くなることで信頼関係を築くことにつながります。

(2)　モデル医院の例

①3月～6月までの間：医療接遇の見直しを、毎年1回、全員で行う（マナーメンテナ

ンス)。その上で新人だけのトレーニングを行う。

②4月~6月までの間:スキル研修の見直しを毎年1~2回全員で行う(スキルメンテナンス)。その上で新人だけのトレーニングを行う。

※チーフまたは経験者がトレーニング内容を把握しサポートする。

※新人スタッフから〝わかりやすい〟と評判の『魅力アップのスタッフ入門歯科医院接遇』(濱田真理子著)『診査・スケーリングテクニック』(福田知恵子・金子菜美江著)を教育テキストに!

4 見守る――指示をしすぎない

(1) 「今の子は、指示を待っていて動かないから困る」

指示をしすぎると指示待ち新人が育ちます。

人財開発のスキルはティーチング(正確に教える)よりコーチング(自己解決の支援)を採用しましょう。

上記のセリフが頻繁に出てくる歯科医院の傾向として、院長が〝医院の発言を独占している〟ケースが多いようです。次から次へとシャワーのように意見を発信しています。

スタッフアンケートでは「院長や上司がよく会議で話す」というイメージがあります。

〔院長・上司が原因〕

今は妹意識の強い子が多いため、指示されることを当たり前と考える新人が多いのです。わからない新人というのは、とくにしゃべる上司の指示に従うというのが仕事だ、と考えるようになります。ただでさえ妹意識が強く、自分で考える能力が備わっていない習慣がさらに悪化します。

〔改善ポイント〕

ある程度の正確な指示・命令は、新人を正しい方向に導くことが多いのですが、新人に対しては、とくに指示・命令で日々の臨床をスムーズに機能させようとしてはダメです。課題を与えて、それを自らの知恵や質問で、答えを埋めさせるような仕組みをつくっておくことが大事です。

ひとつ例をご紹介します。

新人が、院長の前で課題をこなすため仕事をしていました。よく見ると明らかに院長から出された課題とは違うやり方をしていました。このまま最後まで続けても、おそらく失敗するか？　途中で気がついたとしても、かなりの時間がかかってしまいます。その時、人財育成が上手な院長はどんな態度をとっているでしょう？

Ａ：「そのやり方はダメでしょう。僕がいった課題はこういうことだから、こんなふうにやったほうがいいよ」と教える。

Ｂ：「そのやり方のままだと、もしかしたら失敗するかもしれないけれど、その場合はどうするの？」と質問する

Ｃ：失敗する可能性が相当高いけれど、最後まで黙って見守る

先生はどれが一番近いですか？

人財開発でＮＧなのはＡのやり方です。

「間違えているやり方を正さないと」と考えがちですが、このパターンを繰り返しても、この新人が自ら改善したり、修正することはありません。なぜなら〝自分で考える〟というチャンスを奪われ続けるからです。

Ｂは失敗することがわかっていても、あえて「失敗するかも」という言い方をしています。さらに「失敗したらどうするの？」という未来の質問を投げかけることで、考えるというチャンスを与えています。

Ｃはもっともダメだと考える方が多い選択肢ですが、あえて新人に失敗という経験をさせます。それから、どこがどう違ったのかを、自分で検証させて、どうすればよかったかなど、自分で考えるチャンスを与えています。

(2) 上から目線ではなく、横から目線で導く

毎日の臨床現場は、平穏無事という時間はあまりありません。

さまざまな不安を抱える患者さんと向き合ったり、想定外のトラブルが発生したりと困難だらけです。

〝困難を自分で考えて克服する＝自分力〟をつけるのは、新人教育の１つの柱として、新人のうちに身につけさせましょう。

私が「新人に教えすぎると〝自分で困難を乗り越える力を身につける機会を失ってしまいます〟」と、教えすぎるベテランにお話しすると、「では、間違えてもいいのですか？」「教えなくてもできるようになるんですか？」「あの子はていねいに細かく教えないとできない子です」と高い確率でいわれます。

でも「大丈夫です。教えすぎず、考える機会を多く与えるようにしてください」とお答えすると、「無理でしょう」「あの子は自分で考えられない子です」といわれます。

この考え方が、実は大きな問題を抱えています。親切ていねいというより、その人本人の能力開発つぶしの発言となってしまうのです。

放置してくださいといっているのではありません。

当然、入職の時にはできるだけ新人が日々の勤務の中で「何をどうすればいいのか？」を、わかるようにていねいに教えます。

しかし、入職して1年経過していない〝じんざい〟に対して「とても無理、考えられない子」という固定評価を持ってかかわる〝親切ていねいな人〟によって、その新人の能力

〔図表5〕　ティーチングとコーチングの違い

Teaching（ティーチング）	Coaching（コーチング）
・正解を相手の理解度に合わせてこちらが教えてあげる ・教える側が主体者（ベテラン・先輩・上司など） ・教える側の方法で教えてあげる ・正解は教える側にある ・インフォメーションスタイルに近い一方通行	・自分で正解を見つけられるように教えず支援する ・教わる側が主体者（新人・後輩・部下など） ・教わる側が自ら考えてやる ・正解は教わる側にある ・コミュニケーションスタイルに近い双方向

開発どころか、劣等感の塊にしてしまうことさえあります。

大事なことは、ティーチングとコーチングの違いを理解すること〔図表5〕。仕事が楽しいと思う前に、新人のノビノビさや、最後には笑顔まで失わせてしまう危険な状況を生み出してしまいます。院長先生には、ぜひこの点を知っておいていただきたいのです。

繰り返しますが、新人が〝困難を自分で考えて克服する＝自分力〟をつける、つまり「困難に正面から向き合って頑張るのか?」Vs「困難から逃げ出したり落ち込んだりするのか?」――この結果は2年目で大きな差となります。

上から目線ではなく、横から目線で導く――これが、私の考える〝新しい人財開発にかかわる方に持っておいてほしい意識〟だと考えています。

5 伝える・見本を見せる ——新卒者・新人のオシゴト7ヵ条

第1条：家を出る時から仕事がスタートする

公私を上手に使い分けることができない新人だからこそ、家を出る時から仕事がスタートしていると考えましょう。

「今から近くの温泉に行くの？」と聞きたくなるような、だらしない洋服で通勤する人がいます。スマホをいじりながら、無愛想な顔で歩きながら通勤する人がいます。

今は仕事モードがオフだからと、本人が考えていたとしても、自分を知る患者さんがあなたを見たら「素の姿を見た！」と感じるでしょう。

第2条：仕事とプライベートはつながっていることを忘れない

公私の区別ができるほどの能力は備わっていないのが新人です。

仕事を充実させるためには、プライベートでの体調管理や心のケアなど、最高の状態を心がけることが大切です。

第3条：積極的にコミュニケーションをとろうとする姿勢を持つ

最初から積極的にコミュニケーションを上手にとることは難しいかもしれません。しかし、上手い下手ではなく、できるだけ仲間と会話をしようとする姿勢、患者さんに優しい声かけをしようとする姿勢が大切です。

コミュニケーションスキルを磨く前に、まずは会話で仲間から信頼される人間関係をつくりましょう。

第４条：「おもてなし」の前に「思いやり」の心を育てる

歯科医院から、おもてなし研修を依頼されることが多くなってきました。

しかし、自分以外の誰かと一緒に良い関係を構築する際に大切なのは「思いやり」です。そして、それに必要なスキルは「想像力」です。

相手が何を求めているのか？　何をしてほしいと願っているのか？　常に先回りして想像するクセをつけること。おもてなしは、その次です！

第５条：頼まれた仕事を果たすことが最優先だ

組織の仕事の中では、新人が経営を左右するほど重要な仕事を担うことはほとんどありません。

歯科医院の中での役割分担は、人間の能力や職種の優劣での配分ではなく、円滑に臨床を行うための各自が担う業務です。

私がこれをやっておきたいという「個の事情」をさておいても、「組織の事情」を優先するのが、医療チームの一員としての役割です。

第6条：「連携がないもの」「締切りがないもの」は、介助でも補助でもなく臨床でもなく趣味でしかない

新人が院内で行う行動の中で「誰にも確認してもらわない」「誰からの評価も受けない」「誰にも連携しない」ものは、たいていの場合は〝新人が勝手に行っている趣味〟の範囲でしかありません。

新人の行うことが勤務時間内であるならば、1円も稼げない新人だとしても、患者さんから間接的に給与というかたちで対価が発生しているということを忘れないこと。「1年後の私は、院長が気持ちよく給料を支払えるほどの仕事をしている？」を意識して毎日を過ごしましょう。

第7条：小さい信用を積み重ねる

新人と患者さん、新人と院長、新人と歯科医師、新人と仲間。臨床の現場では、自分だけ？　相手だけ？　どちらか一方だけがよいという関係ではありません。どちらにもプラスになるのがWIN―WINの関係です。

私が尽くしている、犠牲になっていると考えるのか？

私が必要とされて、活かされていると考えることができるか？

オペでも、掃除でも、大きなことも小さなことも、ていねいに積み重ねる気持ちが大切です。新人には、まずは小さい信用、仕事を正確にていねいに積み重ねることの素晴らし

さを伝えてあげてください。新人の豊かな歯科人生につながることを、背中で見せてあげる先輩がいるとベストです。

6 見守る――指示をしない＝放置ではない

(1) 指示はしないがゴールは共有！

指示はしないけれど、お互いにゴールを共有します。

「WHAT（何を？）どうする？」までは一緒に設定・共有しますが、「HOW（どのように？）」という方法を新人にゆだねます。

わからなければ、新人がこちらに「質問」「相談」すればいいだけです。

「指示をしすぎない」ということについて、もう少し詳しく説明します。

私が「新人に教えすぎると、自分で困難を乗り越える力を身につける機会を失ってしまいます」と、教えすぎる人にお話しすると、「では、間違えてもいいのですか？」「教えなくてできるようになるんですか？」「あの子はていねいに細かく教えないとできない子です」といった返事を高い確率でもらいます。

でも「大丈夫です。教えすぎず、考える機会を多く与えるようにしてください」と伝えると、また高い確率で「無理でしょう！」「あの子は自分で考えられない子です」といわれます。

ここには、教える側に「私は知っている・あなたは知らない」「私はできる・あなたはできない」という考え方があります。

〔事例〕 入職して2ヵ月目の新人に、教えすぎたり指摘しすぎたりするチーフがいました。私への依頼業務は、予防エリアの自費メニュー開発でしたので、本来依頼されている業務に人財開発はありませんでした。しかし、訪問してミーティングの合間に、時々診療室の中から小声で聞こえてくるチーフの言葉が気になりました。

「違うよね」「教えたよね」「メモ取っている？」「本当にわかっているの？」と、頻繁に聞こえてくるのです。

私　「新人育成はチーフの担当ですか？」と聞くと、

チーフ「ほんとはA子ちゃん（就職3年目）がやるべきだけれど、全然いうことをきかないからもう無理ですって、お手上げです。ですから、今は私が面倒を見ています」

私　「多く細かく教える方法で、彼女が改善されないということであれば、彼女に1つひとつのことを、もう少し自分で考えてさせる機会を与える方法もあるかもしれませんね」と、提案したところ、チーフ「彼女は自分で考えるという能力はないんです。だからなんとかできる子に育てあげたいのです」と、熱く語りました。

しかし最終的に、その新人は「チーフの気持ちが重すぎます」「チーフに怒られると、体がすくんでやる気がなくなる」「いちいち私のやることに口を出してきて、顔も見たくありません」というのです。

そこには「本当はできる子にしたい」というチーフのイメージと、「私はこんなに頑張っているのに……」という新人の気持ちに大きなギャップがありました。

(2) 指示しないのは見捨てることではない

指示をしないことで、人財開発を支援する際の基本は、事前に「一応、入職から今までの間に基本の仕事をいろいろと教えました。これからは、私からはあまり指示を出さないので、自分でいろいろなことを考えて頑張ってみてくださいね」と、見捨てているわけではないということを伝えます。

たとえば、入職6ヵ月以降で、今まで口を出しすぎたり指示を出しすぎたりするなど、心当たりがあれば――

「一応、入職から今までの間に、基本の仕事をいろいろ教えましたが、ミスが出そうな時やミスをした時に、あなたのためと思っていろいろアドバイスをしてきたつもりです。

しかし、それが結果的には、あなたの自主性を損なってしまう危険があるので気をつけます。むしろ私に教えてほしいことや力を貸してほしい時には、遠慮しないでいつでもいってくださいね。その時にはできる範囲でサポートしますね」と、こんなふうに伝えてください。

わからなければ、新人がこちらに「質問」「相談」すればよいだけです。

7 伝える──優越感上司と劣等感部下の関係は一度切り離す

(1) 優越感上司と劣等感部下の関係

先輩と後輩の関係は「私は知っている・あなたは知らない」「私はできる・あなたはできない」という考え方を捨てることが大事です。

院長の意向とは別に、何もかも後輩に口を出して〝教えてしまう人〟がいます。組織の中で「何でも教えてくれる親切な先輩」と評価されている先輩がいる下では、後輩はなかなか育ちません。

たいていの場合、本人は「わからない人には、親切ていねいによかれと思って教えているつもりです」といいます。

後輩は「何でも聞けば、すぐにていねいに教えてくれる」といいますが、結果的には後輩が先輩をいいように利用していることになります。「わからない時に、何でも教えてくれる便利な先輩」でしかありません。

さらに、日々〝自ら考える力〟〝迷う環境〟を奪うことで、後輩が成長する機会をつぶしていることさえあります。

口を出しすぎる、教えすぎる人は、たいてい〝私のほうが何でも知っている〟という優越感があります。新人にとって、わからないことを何でも教えてくれる人は、親切な人に感じてしまいます。

最初は、良い関係に見えていても、そのうちに教えた側から「以前、教えたよね」「なんで一度教わったことがきちんとできないの?」など、指摘のシャワーを浴びてしまうと、新人が劣等感を感じる機会が増えてしまいます。

その時に、その劣等感を持つきっかけとなった困難や課題と向き合い克服する力が身についていれば問題ありませんが、まだ人間力が備わっていない新人に、劣等感を多々感じさせれば、今度は反抗的な態度になり、注意されたらすぐに「キレル!」「不機嫌になる!」「ヘコム!」という人罪を育ててしまうことになります。

(2) 優劣の関係でも立場が逆転すると

さらに、よくある相談事で、先輩が歯科助手・後輩が歯科衛生士である場合、歯科衛生士がある程度、施術面でできるようになってくると、歯科助手の先輩を軽視するという残念な事例も増えてきます。

本来であれば、歯科衛生士と歯科助手は持ち場が違っても、患者さんに安心・安全・適切な治療を提供するために、一丸となって臨床現場で働くパートナーです。

しかし、優劣で育った関係は、いつか後輩が患者さんとの関係で上位に立つ状況ができた時に「もう何も私は、あの人から教わることはありません」という残念な発言が出てきます。

一度でも自分を教えてくれる立場になった人に対して敬意を示す、常に尊重し続けること――人間としての倫理観が備わるような考え方も教えてあげてください。

先輩の私を、患者さんの前で「真理子さん」と呼ぶ、院長を「うちの院長」と呼ぶ、先輩が自分で後輩に対して私を「真理子さんと呼んで」という、院長の奥さまに対して「例：花子さんはずいぶんよくやってくれますよ」と評価する――些細なことですが、患者さんの前での自分の役割や立ち位置がわからない医療人が、もし歯科医院の中で交通整理もできていない状態でウロウロしたとたら……、それは流行っている歯科医院ではなくて、なんだかザワザワした歯科医院にしか見えません。

〔図表6〕　人材・人財・人罪の違い

△与えられた仕事を、当たり前のようにこなす**人材**
×与えられた仕事を、当たり前のようにこなせない**人罪**
○与えられた仕事以上に、何かプラスの結果を出す**人財**

(3) 人材・人財・人罪の違い

当社のコンサルティング事業部では、10年以上前から〝じんざい〟を3つに分けて考えています。

歯科医院に入ったばかりの新人は、たいていが〝知らない〟〝できない〟状況で、×与えられた仕事が思うようにできない、まだ〝じんざい〟という状況でスタートを切ります。

この人を、人材として終わらせるのか？　人罪としてつぶすのか？　人財となるよう導くのか？　その行き着く先は、院長が長い間、スタッフ任せにしている間にでき上がってしまいます。

次の会話は、メインテナンス率が50%を超えている歯科医院でのことです。

院長「どうしてうちのスタッフは、最初はいい感じなのにしばらくするとダメになるんだろう」

私　「最初はいい感じで、どのくらいでダメになるような気がしますか？」

院長「う〜ん。だいたい4月入社だと、秋くらいにはやる気がなくなっていうか、覇気がなくなるんだよね」

私　「それはいつもですか？」
院長「そうだね。だいたい最近はこの感じ多いかな？　この間、せっかく年末に入った歯科衛生士も半年続かなかったからね」
私　「心当たりありますか？」
院長「どうしてかな？　前からいてくれる歯科衛生士さんはよくやってくれているんだけどね」
私　「その歯科衛生士さんは長いんですか？」
院長「そうだね。その人はうちにしては長くて4年半くらいいるかな？」
私　「4年半いたら相当なことができるでしょうね」
院長「彼女がいなかったら、うちは終わりだよ」
私　「それは、彼女の問題ではなく、特定の誰かが不在になったら、歯科医院が回らないって……先生、恐怖ですよ」
院長「そうだよ。だから相当、彼女にはいろいろと有利な待遇をしているよ。子どものこととか、いろいろと金銭面でも配慮しているから」
私　「先生……そのつど対応のスタッフとのかかわりが、先生の首を絞めているのかもしれませんよ」
院長「どういうこと？」

私「彼女は、どうやって後輩や新人を教えているんですか？」
院長「診療の合間とか昼休みとか、いろいろしてくれているんじゃないかな？」
私「彼女から、直接報告してもらっているんですか？」
院長「そんなことはしないよ。信用しているからね」
私「それですね」
院長「それ？」
私「先生の歯科医院では、常に新人の育成が、たまたまその時にいる人にゆだねられていて、その場限りで育てる環境になっているのかもしれませんね。一度、新人が入った時に、どうやって何を教えておくのかを、まとめておいたらいいかもしれませんね」

結局、教え好きな先輩が、聞かれたら後輩や新人に教えるという教え方で、歯科医院として絶対に覚えてほしい考え方・ルール・診療などを、正確に伝える仕組みがありませんでした。

その後、簡単なマニュアルを作成してもらい、覚えること・習得することなどを区分して育つ仕組みをつくりました。

今は年に1回程度、医療接遇と施術のメンテナンスにおうかがいする程度で、歯科医院は安定しています。

付加価値として、メインテナンスの売上げは当然アップ中です。

なお、「うちのスタッフ」「うちの女の子」という呼び方を聞いた医療スタッフは、比較的「私は先生の身内でも所有物でもない」と感じる人がいるようです。スタッフと尊重し合える関係を構築するためには、できるだけスタッフの名前を呼ぶようにましょう。

8　伝える——感謝の気持ちを持てるように伝える

(1)　育成を任せすぎる弊害もある

室内に置いてある土に、知らない間に花は咲きません。必ず水や養分が必要です。花（人財）を育ててくれる栄養（感謝の気持ち）を与えられる人に育てましょう。

次の①②③はよくあるケースで、

ケース①若い人が比較的辞めない歯科医院

ケース②いつも若い人や新人がチーフなどの原因で辞めてしまう（続かない）歯科医院

ケース③いつも若い人や新人がその他の原因で辞めてしまう（続かない）歯科医院

結果はどれも同じです。

ケース①若い人が比較的辞めない歯科医院

院長「うちのスタッフは、特別僕が関与しなくてもいい雰囲気になっているんだよね」

私「それは、それを縁の下で支えている〝誰か〟がいるからです。その人がいなくなったら困るかもしれませんので、気をつけてくださいね」

ケース②いつも若い人や新人がチーフなどの原因で辞めてしまう（続かない）歯科医院

院長「うちはチーフが何でもやってくれるから、全部任せているんだよね。でも、最近の歯科衛生士は続かないよね。長く続けてくれているチーフさまさまだよ」

私「何でもやってくれるというのは、どこからどこまでの範囲で権限をゆだねていますか？　全部任せているのに、新人歯科衛生士を育てられないとしたら、彼女はどこかで能力を超えて負荷がかかっているかもしれません。一度、何がきちんとできていて、何ができていないかもしれない？を確認してあげたほうがいいですよね」

ケース③いつも若い人や新人がその他の原因で辞めてしまう（続かない）歯科医院

院長「当院はうちの奥さんが歯科衛生士だから、スタッフとケアゾーンの管理は全部奥さんにお願いしているんだ。スタッフともよくやってくれているよ」

私「スタッフさんはなんていっているんですか？」

院長「スタッフ？　スタッフがなんていっているかなんて聞いたことない。全部女房に任せているからね」

私「奥さまがしっかりサポートしてくれているのに、どうして若いスタッフさんが長続きしないんでしょうね？」
院長「奥さんは優秀だから、スタッフがきっとついてこれないんでしょう」
私「スタッフさんたちに、直接そのことを聞いたことがありますか？」
院長「いやぁ～、奥さんが管理している分野に私が口を出すのはよくないでしょう。任せているよ」
私「夫婦がスタッフを〝管理している〟と思っているスタッフはいませんか？」
院長「え？　そんなふうに思う子は、うちにはいないと思うけどなぁ～」
私「万が一ですので、あくまでも参考に聞いてください。経営者側は〝スタッフとうまくやっている〟と信じている。若い人材は〝この歯科医院は家族経営でいいたいことも相談もできない〟と、考え方に大きな差があるとしたら、この先もこのパターン続く危険がありますね」
院長「あっ……、うっ……、ここ7年くらいそんなの続いているかな。今度、スタッフとも話をしてみようかなぁ」

(2)　適度な水（教育）を与えなければ花は咲かない

上記3つの歯科医院は、〝スタッフが辞めない歯科医院〟〝スタッフがいつも長続きしない歯科医院〟という、まったく違う歯科医院のように見えます。

しかし、実は①も②・③も表裏一体の歯科医院です。

経営者である院長先生（最高責任者）が、自分の経営する歯科医院の〝じんざい〟の中身（質）に対して、責任者としての役割を放棄している点が同じです。

結果的に、①の歯科医院ではこの会話を私とした1年後に、9年勤務したベテラン受付が退職。その途端、中堅の歯科衛生士の発言力が強くなり、今ではスタッフの人間関係まで壊れはじめたとのことでした。

その後、実際に訪問してみると、9年間勤務した受付さんのていねいに書かれた歯科医院マニュアルが存在しました。

・朝の仕事から帰りの仕事
・私が不在した時の受付の仕事
・レセプト関連の仕事
・材料関係の仕事
・保険関係の仕事

このマニュアルを活かさない手はありません。

院外の研修に出したスタッフが、他の医療人に感化されてモチベーションがアップしたり、仕事に目覚めることは時々あります。しかし、院内で何も研修をしていないスタッフ

〔図表7〕　「What？」を具体的に共有する

Whatがない：目的を告げずに乗っているタクシーのよう。
お金は加算されるけれど、目的には自分で辿りつくことができない
適度な水・栄養（教育）を与えなければならない
Whatがある：How「どのようにして成し遂げればいいのか？」
自分で考える機会が生まれる

〔説明と指導は違う〕
入職時にきちんと説明し指導したことに対して、日々課題を与えて、それを自らの知恵や質問で答えを埋めさせるような仕組みをつくっておこう。

※自ら「本を読む・課題をこなす」――そんな新人はあまりいない時代になりました。いくらマニュアルを作成して渡したとしても、新人のほとんどの人が、そのマニュアルを使いこなせないということを忘れないように。

が、自然に正しい方向へ育つのはほとんどありません。

よほど本人が学生時代から思考がしっかりしていたか？　本人のもともとの意識が高いか？くらいしかありません。

花で例えると、花がきれいに咲く土壌は、院長が用意（院内整備・院内メンテナンス）し、そこへ種（新人）をまいただけでは、自然にきれいな花は咲きません。

数日で、小さい芽（成長）は見られますが、そこからきちんと予想していた花が咲くまでは、水（教育）をやりすぎず、やらなすぎず、ちょうどよい水（教育）を与え続けなければいけないのです。

時には、すでに他の人により水（教育）をもらっているものを見守る（確認・育てる心）しかできないこともあります。

土壌がよいというのは、生き物にとって素晴らしく恵まれた環境になります。

しかし、その土壌（歯科医院）や環境（他のスタッフ）に感謝をしないで、咲く花（新人のデビュー）を見て、人（患者さん・他人）が感動するでしょうか？　何でも教えすぎる人がいる場合、知らない間に教えすぎるその人のお蔭で……気をつけましょう。

経営者の思考：「指示をしないで放っておくと、きちんと育たないんだよね」

コンサル目線：本当ですか？　このセリフが頻繁に出てくる歯科医院の傾向として、組織全体が無我夢中に仕事をしているため、新人は「何をするのか？」「何を達成すべきなのか？」のゴールを意識しないまま、毎日動いているケースが多いものです。

ただし、指示をしすぎない人財育成では、ゴール（目標）の具体的な共有が絶対不可欠です。

9 伝える——共有面談という場をつくる

(1) なぜ面談が必要なのか

「実は……」

「実は、自信ないです……」というスタッフの声。これはどこの歯科医院でも多少あることです。

毎日の仕事の中で、スタッフが感じている不安や不満を、事前に共有しておくことも大切です。そのためにも、仕事は自分の成績やプライドより、チームが一丸となって結果を出すことが重要である、と教えておくことです。

私の仕事は〝地域密着スタイルで、患者さんに選ばれ続けるチーム医療のレシピ〟を開発することです。そして、スタッフとの面談は、スタッフの姿勢や意欲を開発する時間だと考えています。

ですから、その面談やスタッフと接触する際の大きな目標は「歯科医院で大きな戦力となる女性医療スタッフを中心に、個々と全体の姿勢と意欲を育てる」ことが重要な課題になります。

医療スタッフから「院長とはコミュニケーションはとりますが、臨床中はとにかく指示がありません。院長からは〝指示をしない臨床を行う〟といわれていますが……、教えてくれないとわかりません」と相談されることは少なくありません。

歯科医師視点からいえば「いちいちいわなくても教えたんだからわかるでしょう」という言い分でした。

「面談をして、お互いにもう少しわからない部分を埋める話し合いをしませんか？」と

〔図表8〕　面談が必要なわけ

○「わからないから動けないというスタッフだからこそ、伝えるために面談が必要です」
○「意欲が生まれてきたスタッフだからこそ、OKを伝えるための面談が必要です」
〔例〕
「○○さん。今から10分程度面談の時間になります。10分間は○○さんが自由に話をしてくれていいです。聞きたいことあればサポートします。知っておいてほしいことがあれば気に留めておきます」
↓
Aさん「院長にもう少し空気を読むようにいわれますが、よくわかりません」⇒支援が必要となります。
Bさん「とくにないです」⇒Whatの作成⇒Howの課題の共有

提案させていただくと……、「特別話すことはないでしょう」と、歯科医師。

こんな状況だからこそ、〔図表8〕のような面談が必要になるのです。

なお、面談は1つ間違えると、スタッフからは「追い詰められた」「取り調べられた」という雰囲気が嫌という評価を受けます。

(2) どんなスタイルで面談を行うのか

「外部のコンサルタントにお願いして、毎月一度、1日かけてスタッフ面談をしています」という院長先生とお会いします。

これを、私は〝放置型〟の面談と呼んでいます。

ある程度信頼関係が構築されていて、定期的に開催しているのなら、何らかの役に立っ

〔図表9〕

2013年9月　某所にて。

Ａさんのケース：院長と月１回の定例面談を１時間前までしていたスタッフが、ランチタイムに私との不定期面談にバトンタッチした後に、「実は、院長には、まだ伝えていないのですが、恋人が年内には一緒に住もうといってくれていて、来年の春にはたぶん結婚します。結婚するかもしれないということは院長に伝えましたが、この歯科医院に勤務できなくなる遠い場所っていうのは伝えていないです」とのことでした。

Ｂさんのケースも似ていました。

Ｂさんのケース：外部コンサルタントと月１回の定例面談をしたはずのスタッフが「濵田さん。ちょっといいですか？」と、月一訪問の際にこっそり近づいてきました。「実はみんなにはすでに話してあるんですが、ずっと付き合っていた彼と結婚話が出ています。新しい住まいからだと、どうやっても片道が１時間以上になるので、毎日のことを考えると、通うのは無理かな？と思っています。院長には、まだ伝えていませんが、だいたい１年以内には結婚したいと思っているんです。あっ、院長にはまだ内緒にしてくださいね」とのことでした。

ＡさんとＢさんでは、話の内容は微妙に違いますが、大まかに見ると似たようなケースでした。

Ａさんは「春の結婚が決まりましたが、同棲してしまうと歯科医院に通勤できないので、同棲は諦めていさぎよく３月まで働いて退職をすることに決めました。10月には告知してもらえたため、近隣の歯科衛生士学校や、人材紹介業へ広告を出すことができ、翌年の４月には私と新人が上手に入れ替わります」といっておりました。

辞める時期より、辞めるという時期を考えてもらわないと、医療チームのバランスが保たれなくなることがあります。

労働基準法では、２週間前までに退職願いを出されたら、経営者は受け付けないといけない法律がありますが、「人材補充のことを考えれば、ある程度の期間を考えてわかる範囲の状況を事前に教えてもらえたほうが助かります」ということを、常日頃の面談で伝えておきましょう。

Ｂさんは、院長には相談せずに「クリニックを辞めちゃえば、彼も結婚しないけど、とにかく辞める」と仲間に宣言し、歯科医院の事情は関係なく、私が彼女から聞いてから約半年後には辞めました。しかし、新チーフいわく「結果的にダメになって、実は家も近いからという理由で、この近くの歯科医院に勤務しているんです」とのことでした。

ているのかもしれません。

しかし、経営者である院長・歯科医師と直接話をしない状況で、定期的に行われる面談は、本当にやっただけの効果がスタッフから生声として出ていますか？　スタッフからの提案や改善は、経営に上手に活用ができていますか？

男性のコンサルタントに、本音や自分の私生活を正確に話しているスタッフは多くありません。

どんな時代も、真剣に歯科医院に継続勤務しようとしているスタッフは

「歯科医師に聞いてみたいことがある」

「院長に相談したいことがある」

「先生に話したいことがある」

など、さまざまな視点で、院長との接点を希望している人は少なくありません。

人財開発という仕事柄、「院長やスタッフと信頼関係が構築できているかな？」と確信ができた頃に、「経営者である院長に伝えにくいので、話せないでいるストレス」をひたすら傾聴するために「共有面談」という場をつくることがあります。しかし、これは一般的に院長とスタッフで行う面談とは、主旨が違います。あくまでもスタッフが伝えにくいことを、第三者の立場で聞いてあげるという時間です。しかし、ここにレシピづくりの大事なヒントがあります〔図表9〕。

女性の人生で大きい決断の1つ「結婚するかも？」「子ども産みたい」「寿退職したい」というケースでも、やはり先輩の後ろ姿が新人に与える影響は大きいです。既存のスタッフの意欲や姿勢が、歯科医院に与える影響はとても大きいものです。だからこそ、この共有面談は院長が男性の時には時々導入しています。

スタッフとの面談の時間は、院長の場合、諜殺される毎日の中でなかなか頭をクリアにしてつくるのが難しい時間ではありますが、やはり雇用している人の状況把握・心理状況・体調などいろいろなことを確認する、大切な時間だと思い、年に数回は時間をつくってほしいものです。

10 見本――メンタルヘルス的な要因で仕事のミスをする新人は多い

(1) 嫌味やネチネチした小言は人を傷つける

入職数ヵ月の新人が、少し仕事に慣れたところで、週に数回「少しだけ遅刻」をしてくるようになりました。その場合、あなたの医院ではどのような声をかけますか？

みんなが仕事の準備をしている頃、ギリギリになって新人が出勤してきます。

〔図表10〕　遅刻で生じる問題を具体的に考えると……

- 遅刻をすることでどんなことが歯科医院で起こるのか？
- 遅刻をすることはどんな結果を招くのか？
- 遅刻をすることでどんな迷惑を他人に与えるのか？
- 遅刻をすることでどんな影響が自分にあるのか？
- 遅刻をすることでどんな評価が自分に下されるのか？

「すみません。すぐ着替えます」と申し訳なさそうにいう新人に対して、先輩方はどんな態度で、どんな発言で接しているでしょうか。

新人を育てる際に気をつけておいてほしいことがあります。それは、万が一、約束を守れなかった時でも、嫌味をいったり、ガミガミいったりしないということです。

遅刻した時は、嫌味をいったり、ガミガミいったりしないこと。じゃあ、どうするの？

遅刻をするという行為にフォーカスして注意するより、遅刻で生じる問題を、一緒に考えてみます。

この際、「遅刻をすると、みんなに迷惑がかかるのよ」という一般論を伝えるのはダメです。いろいろな気持ちや状況を〝自分で考えさせる〟〝自分のこととして自分で向き合う〟という時間を設けてあげてください（私生活編《Picture-frustration study を改変：S／ローゼンツアイク発案》）。

そこで、遅刻に対するとらえ方と思いやり能力の傾向をみることにしましょう〔図表10〕。

(2) シチュエーションの前提：恋愛関係ではなく

大学時代の男女が、久しぶりに銀座で食事をしようと約束しました。誘ってきたのは女性側です。

待合せ場所は、銀座４丁目交差点のクリスマスツリーで有名なミキモトの前です。澄んだ空気の中で、吐く息も白く月がきれいに見える夜でした。しかし、女性は久しぶりに会える約束を楽しみにしていましたが、仕事の関係で待合せに遅れてしまいました。しかも運悪く、外回りの仕事中にスマートホンの電源も切れてしまい、遅刻するという連絡を入れることもできずに、急いで待ち合わせ場所に移動しました。

男性は、すでに30分ほど寒い外で待っていました。

女性は、笑顔で「遅れてごめんなさい」といって男性に駆け寄りました。

Q：この時、男性は女性に対してどんな言葉をかけると思いますか？　一番近いものを選んでください。

①「大丈夫だった？」「いや僕も少し遅れてきたから」

②「遅れるなら、もう少し早く連絡してよ」「遅いよ！」

③「忙しかったなら、無理して会わなくてもよかったのに……」

①は、不満をストレートにぶつけない人の反応【無罰的反応】

②は、不満をストレートにぶつける人の反応【外罰的反応】

③は、自分が悪い・自分の責任と感じる人の反応【内罰的傾向】
思考は、誰でも仕事に傾向として影響しているものです。

(3) テスト：女性側がもう少し思いやりがあれば……

今回の食事会は、女性から誘っているにもかかわらず、男性を寒い外で30分も待たせてしまいました。

遅れてきた女性は、笑顔で「遅れてごめんなさい」と伝えました。笑顔は謝る人の表情ではありません。

男性は、すでに30分も息が白くなるほど寒い外で待ってくれていました。相当〝体が冷えているのでは？〟と想像できるのが思いやりです。連絡手段が昔とは違い豊かな時代です。どんな手段でも〝事前に連絡はできなかったのか？〟という状況に対する説明もありません。

〈謝罪例〉 寒い中、30分もお待たせして本当にごめんなさい。私からお誘いしたにもかかわらず、待っていてくれてありがとうございます。今日は、夕方からスマートホンも電源が切れてしまい連絡できずに本当にごめんなさい。

〈ポイント〉 言いすぎないのをよいと思う人もいるようですが、伝えても伝わらない場合があるのに、大事なことは伝えなければ伝わらないのが人間関係です。

〔図表11〕　遅刻のテストの意味：院長や経営者へアドバイス

先ほどの②の外罰的反応の多い院長・歯科医師と、③の内罰的傾向のスタッフの組み合わせで、日々さまざまな注意する・怒るなどの時間が積み重なると、ふつうの人なら何でもない発言も、内罰的に深刻に受け止めるスタッフですと、しまいには「私はここでは無理」と、早期退職に追い込まれてしまうこともあります。

何気ない声かけが、実は③の人にだけは、異常に影響してしまうということを、心のどこかに覚えておいてください。③の人は比較的真面目で、いわれたことはきちんとやる新人が多いものです。

私も経営者として、20年ほど毎月給料を支払うという時間を経験しています。その中でいろいろ精神的なトラブルに出会うこともありますが、次から次へと１つこなせば１つ問題や課題が発生する毎日のため、１つのことにあまりゆっくり悩む時間や落ち込んでいる暇がなかったというのが正直なところです。しかし、人財育成をしていると、時々出会うのが“スキルの問題より先にメンタルヘルス的な要因”でつぶれる人がいることです。

“甘いな”と思うこともありますが、本人は“本気”です。

私の場合は、人を育てることが仕事、その仕事で報酬をいただいているからこそ、メンタルヘルスで問題がある人とも、根気よくかかわることができるのかもしれません。もちろん、精神科医のプロに顧問になってもらっているという前提がありますが。

あくまでも傾向ではありますが、スタッフとのかかわりの中で参考にしてください。

お詫びは、謝りすぎるということはありません。新人が万が一遅刻した時に、周りの人たちが〝気持ちよく許せる〟と思えるように、謝罪できるかどうか？は大切な視点です。

新人は、お礼をいうことと、お詫びをいうことが多い立場にいます。

お礼とお詫びというのは、本来、就職前の育ちが影響しますが、印象のよい〝ありがとうございます＋α〟、印象のよい〝すみませんでした＋α〟は、日頃の〝あいさつ〟の次に、重要な能力です。入職した新人にはしっかり研修しておきましょう。

11 伝える――やってほしいことより、やってはいけないことを早めに教える

相手に守らせることとは、自分たちも守ること。完全予約制の歯科医院で患者さんに「時間厳守」をいうなら、私たちも患者さんとの約束時間をできるかぎり守るべきです。

・やってほしいこと「目の前の患者さんを真剣に大切にする」
・やってはいけないこと「臨床現場で裏表を持たない」……など

臨床現場では、360度、患者さんから見られています。

自分の担当ではないから、患者さんに見られていないと思ってした行動や態度も、その瞬間を自分とはまったく関係ない患者さんが見ていて「あのスタッフは私の前ではいいけれど、あんなところがあるんだ」と評価しています。

頑張ること・やってほしいことばかり教えていると、知らないうちに〝素〟の部分で患者さんのマイナス評価を得てしまう人がいます。

患者さんの生の声を紹介しましょう。

・私には感じがよかったけれど、院長に対しては冷たい雰囲気で返事をしていた
・笑顔で「お大事にどうぞ」といってくれたあと、もう一度振り向いたら、さっきとはまったく違う真顔を見た
・受付さんと楽しい会話で盛り上がっていた時、歯科衛生士さんから受付さんが話しかけられたら、むっとした顔で答えていた
・ふだんは優しい雰囲気で話をしてくれる先生が、お金の話をしたらむっとした

これは、ほとんどが仕事で〝表〟の顔ではなく〝素＝裏〟の顔が出てしまった例になります。たいていは、この瞬間に直面した患者さんの評価は〝マイナス〟になります。

「私には感じがよかったけれど、院長に対しては冷たい雰囲気で返事をしていた」というケースで考えてみましょう。スタッフ側は「たまたま院長に対して冷たい雰囲気で対応してしまった」と考えるかもしれません。しかし、患者さんは「私の前で見せた笑顔は、つくり笑顔だったんだ」と、がっかりしているものです。

弊社では、依頼された歯科医院に対して、覆面調査を行う部門があります。「歯科医療患者満足度調査と施設機能評価」を兼ねた地域密着型の調査です。三越やミキハウスなど大手の企業が採用している組織で開発し、質の改善を促進する目的で全２００項目の第三者評価が行われる事業です。

主な内容としては
・受付窓口の評価
・歯科医院の組織体制
・健全・安全な運営
・受診者の満足と安心
・診療の質の確保
・総合評価
評価基準は、どの項目も「受診者の皆さまが安心して質の高い医療を受けることができているか?」という視点に重点がおかれます。

一般の公益社団法人や学会での基準と視点が違うのは、実際に覆面で歯科医院の書面審査および訪問調査を行う調査員が、依頼された歯科医院と同県内の生活者であるということです。その結果が、日頃メインで担当しているメンバーを経て、直接依頼者へ報告されるという流れになっています。

受診者が不快に感じたことが、赤裸々に浮かび上がってきます。

最初からすべてをスムーズにこなす人は多くありません。だからこそ、患者さん視点で考えたら〝患者さんを不安にさせないためにしてはいけないこと〟〝患者さんからマイナス評価を出されないために気をつけること〟など、やってほしいことより先に、やってはいけないないこと、いってはいけないない注意事項を、明確に伝えておくべきなのです。

12 伝える――質問の回答内容で新人の意識の場を確認する

(1) 新人の意識の場を常に歯科医院内に戻す

３ヵ月の試用期間を終えたころ、院長先生から新人に聞いてみましょう。場所は歯科医院の中で、あえて主語を抜いています。

院　長「自分がこれからやってみたいことは何？」
Ａさん「社会人になってずっとやりたかった富士山に登ることです！」
Ｂさん「１人でＰＭＴＣができるようになりたいです」
院　長「一番好きなことは何？」
Ａさん「眠ることです」
Ｂさん「患者さんとかかわることです」

Ａさんは、常に歯科医院内で仕事をしていても、意識が私の部分にあります。

Ｂさんは、常に歯科医院内での意識が歯科医院の中にあります。

院長先生に「新人の意識の場を常に歯科医院内に戻してください！」とアドバイスをすると、「そんなこと？　小学生じゃあるまいし」と、いわれることがありました。しかし、最近は「そんなこと」で珍解答をする新人がとくに多いです。

(2) 慣れてきたつもりが、チーム内でみると課題がいっぱい

某クリニックのチーフから、

「新人に何度いっても積極的に掃除をしません。しかも、朝の掃除は担当のはずなのに、本採用になって一番に出勤するようになってから、どうも掃除機をまめにかけていないような気がします。細かいことですが、一事が万事こんな感じなのでどうアドバイスしたらいいでしょう？」

と相談され、２日連続で新人が出勤する時間前に、診療室で待機したことがあります。

朝の準備をして受付に座って何かをはじめた新人に対して、
私「おはようございます。１つ質問してもいい？」

新人「はい」

私「掃除機かけている？」

新人「はい」
私「いつ？」
新人「髪の毛を1本でも見つけたらすぐです」
私「髪の毛1本でも？」
新人「はい」
私「本当？？？？？」
新人「え？？？？？　かけていますけど……え？」
私「（無言）……」
新人「えっ？　ここの話ですか？」
私「今、どこのお話だったの？」
新人「家かと思いました」
私「髪の毛1本でも掃除機をかけるって心がけていていいね。今日もかけてきたの？」
新人「はい」
私「で、クリニックは忘れちゃったの？」
新人「忘れたわけではありませんが、汚れていないし、今日いいかな？と思いました」
私「前回は、いつかけたの？」

新人「あ、今週はかけていません」
私「歯科医院は清潔が命だから、毎日かけようね」
新人「はい」

〔ポイント〕 入職して半年が経過すると緊張感がなくなり、私生活の部分を持ち込んでしまう新人がいます。本人は慣れてきたつもりでも、チームから見たら課題は盛りだくさんです。白衣を着用した時点から〝医療人〟であり、〝チームの一員〟です。定期的に新人の意識の居場所を確認したいものです。

13 伝える——ミスレポートは入社1・3・6ヵ月ごとに提出させる

(1) ミスをしない新人はいない

これは、ミスを忘れているのか？ 覚えているけれど意識していないのか？ 小さいミスを忘れてしまわないようにするためです。

当たり前のルールを守れない医療人は〝患者さんとかかわる資格がない〟ということを早めに教えておきましょう。

ミスをしない新人はいません。しかし、ミスを頻繁に発生する人と、ミスをできるだけ最少に抑える人がいます。

・患者さんの名前を間違える
・カルテを間違える
・誘導を間違える
・口腔内の左右を間違える

ミスを頻繁に起こす新人は「このくらい許される」「私がなんとかしちゃおう」「こんな感じでいいのかな？」とすべてが適当です。反省していません。ですから、頻繁にミスをします。

自分に対しても、他人に対しても確認をしません。これは思考の癖ですので、簡単には直りません。

ミスを頻繁にする人に抜けているのは〝相手の立場になっているか？〟という視点です。チーム医療で重要なのは、どのくらい仲間や患者さんの立場になって〝ものを見ることができるのか？〟ということです。

自分の立場や視点で何でも考えて動く人は「私は頑張っているから大丈夫」「少しくらいなら、だれかがフォローしてくれる」「きっと許してもらえる」という甘い考えがあります。

〔図表12〕　間違いさがしの例

日本大学歯学部附属歯科衛生専門学校
日本大学歯学部付属歯科衛生専門学校
日本大学歯学部附属歯科衛生専門学校

H.M's Collection
H.M's Colection
H.M's Collection

〔図表12〕の2種の印刷文字は、どこかが違っています。ミスに気がつく新人と、ミスに気がつかない新人がいます。

採用した新人は、ベテランや仲間のミスに気がつきますか？

「日本大学歯学部附属歯科衛生専門学校」は、真ん中だけが「付属」という漢字になっています。

「H.M's Collection」という文字は、真ん中だけがColectionになっています。

新人10人に試したところ、9名が英語のスペルが1つだけ違うと気がつきました。ところが、真ん中だけ漢字が違うということに気がついた人はたった2名だけでした。

1名の新人は、確認もせずに「ラベル印刷をしてください」という指示・命令に対して動きましたので、どちらも見つけることはありませんでした。

このように、新人だけではなく、人は日常的に見慣れているものや印刷されているものは「間違いはない」と思う、一種の固定観念があります。こういったミスを繰り返すことで、やがては訴訟になる大問題にまで発展したケースさえあります。

人間の注意力には限界があります。しかし、自分は間違えないという自惚れや、自分が正しいという安心感は禁物だということを、早い段階で伝えること。どんなに便利になった世の中でも、やはりそれを取り扱うのは人間。人間がかかわる限り、そこにはミスが起こるからこそ、新人もチームの一員となって、大難を小難、小難を無難にすることの必要性を教えるべきです。

第2章

入職1年以上のスタッフの育て方

14 伝える＋見守る——どうしたいのか？の質問をする

(1) 1年経過したら、新人は初心者マークが外れる

1年経過しても、まだ新人＋αですから、質問のしかたを工夫し、「あなたはどうすべきだと思う？」より「あなたはどうしたい？」の質問で育てることです。

1年を経過したスタッフが失敗した時、

「もっときちんとやって」

「もっと上手にやって」

「もっと注意して」

と、もっともっとと注意していませんか？

この声かけをどんなにしても、スタッフに改善は見られないことが多いようです。それは具体性がないからです。

「もっときちんとやって」「もっと上手にやって」「もっと注意して」と伝えても、どうすればいいのかわかっていません。むしろ、どこがどうできていないのかを教えてほしい、と思っています。

〈ポイント〉　具体的に何をどう改善するのかを教える。具体的に伝えることで、明確に気づかせる。

(2)　「どうして？」は過去の質問、「どうしたら？」は未来に続く質問

〈例〉　仕事ができなかったスタッフに対して、「どうしてさっきできなかったの？」と質問したとします。

この質問が繰り返されると、スタッフはいずれ追い詰められて、気持ちがへこんでしまいます。さらに追い詰められたスタッフは、言い訳が増えてしまい、言い訳が上手になってしまうだけです。

「どうして？」より「どうしたら？」に変えること。「どうしてさっきできなかったの？」を「どうしたらさっきのケースはできたのかな？」に変えてみましょう。「さっきは何が足りなかったのかな？」「何ができていたら、さっきはうまくいったと思う？」といった質問でもいいです。

「どうして？」は過去の質問です。「どうしたら？」は未来に続く質問です。

実は、質問の焦点を過去から未来へ変えているのです。もし入職1年で後輩ができた際には、本人が具体的に何をどう改善するのか、理解しておかないと、新しく入ってきた人に、何も伝えることができません。

15 伝える——ミスは責任を負ってあげる→責任を負わせるに変える

1年を超えた頃には、ある程度、本人の能力のレベルが見えてきます。これは、院長の面談や他のメンバーからの情報、日々の臨床での仕事ぶりなどでわかりますから、1年を経過した頃には、これからそのスタッフをどの分野で、どのように活躍してもらうかの道を決めていきます。

それには、スタッフ1人ひとりの個性と能力と、この1年の成果をできるだけ正確に把握しておかなければなりません（大手企業では、この能力と成果が給料に反映されることが多いものです）。

弊社では評価制度を採用して、年間の報酬や昇給が決定します。経営者にとって、医療チーム全体の管理は必須ですが、その前にその時にいるスタッフ全体がつくり出す器と、その中で働く個々のスタッフを理解することが大切です。

そのため、個々のスタッフに歯科医院で〝働き続ける覚悟〞を聞いておきます。これが把握できていないと、よいチームはつくれなくなる可能性が出てきます。昨年はどうであっても、必ず毎年聞いてください。女性の私生活は変化に富んでいますから。

もし1年経過しても、新人が〝新人＋α〟で、引き続きこの歯科医院で頑張る覚悟がなければ、そのスタッフは、これから入ってくる後輩に、適切な指示をすることなどできません。これでは、この先、どのような仕事を、この〝新人＋α〟に与えるかが判断できません。

院長「スタッフの覚悟？　そんなこと院長がわかるわけがないでしょう」と、時々いわれます。

私「本当にはわからないのかもしれません。でも、個々の能力がわかるからこそ、その人にふさわしい分野や役割を与えることができると考えています。そして、その采配が軌道に乗るとチームが一丸となって、安全・安心・適切な医療を提供することができると考えています」

1年以上雇用しているスタッフなら、責任は本人に負わせましょう。責任を負える程度の仕事を与えましょう。

「責任を負う＝自分で謝る・自分が後処理をする」という自覚は、人を育てます。自分の仕事に責任をもって取り組む姿は、仲間からも認められるきっかけとなります。いつまでも、誰かが常に自分のミスをフォローしてくれると思うと、やりっぱなし人間が育ちます。入職2年目は、まだプロの仕事はできていないため、誰かのフォローが必要なことが多いはずです。

そうした感謝を忘れて「評価される仕事しかしない人」「華やかな仕事しかしない人」「使いやすい人としか仕事をしない人」がいます。

「私は、スタッフとのコミュニケーションは苦手ですが、患者さんとつき合うのは上手です」と、宣言する2年目の歯科衛生士がいました。

しかし、彼女のように、スタッフに負担をかけて平気な人・スタッフに嫌われる人は、とにかく人間関係で問題を起こしやすい人です。このタイプのスタッフは、いつか患者さんからも失望されることになりかねません。仲間から信頼される第一歩は「自分の持ち場を自分で守る」「自分に与えられた仕事に責任を持つ！」――この機会を院長は奪わないことです。

16 伝える――「信用」はしないけれど「信頼」をする

お互いによりよい関係を深めていくためには、自分以外のスタッフと心の中に自分が共鳴するものを見つけ、この人と一緒に歯科医院の夢や患者さんとの関係を分かち合えるという「信頼」が大切になります。

〔図表13〕　歯科医院でよくある例

①いわれたことだけやる→確認がないためミスにも気がつかない
②自分の能力を超えた業務を負担してしまう→余裕がなく失敗することがある
③勝手に想像する→確認をせずに、自分が考えたことを伝えないで行動してしまう
④張り切りすぎる→頼んでいない仕事まで先走りでやりすぎる
⑤ムダに頑張る→頑張っただけで結果がでなくても満足してしまう

しかし、仕事で相手がミスをしないはずという「信用」は禁物です。なぜなら、人間がやることにはミスがつきものだからです。

「お願いしておいたのに……」
「いったからやってくれると思った」
「いつも気がついてくれるから、今日もサポートしてくれると思った」……など。

この気持ちには「信じていたのに……」という事後評価が発生します。

サッカーで考えてみましょう。

もし重要なところで、過大な期待を抱いたら、
「そこは守ってくれると思ったのに……」
「信じていたのに……」

そんな気持ちが、お互いに気まずい雰囲気を生み出します。信頼し合っている間でも、万が一のミスが起こることがあります。

具体的に指示を出していないのに、相手がまだその能

力が備わっていないのに、信用して頼んでしまったら、取り返しのつかない大きなトラブルになることもあります。

お互いに信用していたとしても、さまざまなことを想定し、申し送りや業務依頼の際の確認を怠らないことです。

万が一の事態に備えて、必ず対処法を考えておきます。

・頼んでおいた事前準備
・頼んでおいた振込
・頼んでおいた補充関係
・頼んでおいた後片付け……など

スタッフには、臨床現場で「信用」はしないけれども「信頼」することが大事です。

17 伝える——約束を守れないスタッフでも賞罰は厳禁

簡単な約束を守れない人がいます。だからといって賞罰はダメです。

今は、社労士さんを通じて、多くの歯科医院も訴訟を受けるケースが増えてきました。

労働基準監督署が、歯科医院の中で、労働管理や労働時間について監査する時代となったのです。

法的な問題というだけでなく、約束を守れない人は賞罰を与えてもおそらく守りません。

本人には、約束を守らなくても、どうにかなっていたという過去の経験があることが多いようです。

・約束を守らなくても、叱られるだけで何かを取り上げられるわけではない
・約束を守らなくても、きちんと謝れば許してもらえる

そんな経験を積んできた人は、簡単には直りません。

「あなたは残念だけれど、今日は患者さんにつかなくていいから、材料の二重チェック、消毒室の掃除・床磨きなど、整理整頓のお仕事をしてください」

こうして、約束を守れない時には、守れなかったことを、本人に体感してもらってください。

〈例〉　朝礼に間に合わなかった新人

この時の対応が大事です。遅れた状態で朝礼に参加させてはいけません。

「残念だけど、途中からだと中途半端なので、先に診療の準備その他をしておいてください。そして、誰かから、必ず今日の朝礼の内容を聞いておいてください。勘違いしないように、その内容を今日中に、必ず私のところに説明にきてくださいね」と、優しく罰し

ましょう。

要は、約束を破ったら、通常どおりの仕事はできないという経験をさせましょう。約束を守れなければ、予定していたことに参加できないという経験をさせてください。

将来的に、本人のためです。

18 伝える＋見守る——部分的だけ任せすぎない

環境が人を育てます。

部下を育てるより、自分がやったほうが早いし、上手だと思っているチーフの下で育った新人は、やがて自分が先輩になった時に、同じ思考で動きます。

後輩の能力が信頼できないから、すべて自分がやろうと動くチーフ。

全部伝えないで、部分的に任せるため、いつまでたっても後輩は全体を把握することができません。甘やかされて、結局はこれ以上は育たないのです。

この状況では、後輩ができても、後輩を育てることができません。

19 伝える＋見守る＋見本 ——コントロールや洗脳をしてはダメ

コントロールや洗脳をされたスタッフは、自主的には動きません。ていねいに教えたつもりが、一度にいくつかの仕事を行う臨床現場では、使い物にならない人になります。

「教える」

「褒める」

「叱る」を繰り返して接していると、スタッフはコントロールされてしまいます。その結果、本来の目的（歯科医院で患者さんに安心して治療を受けてもらう）がわからなくなってしまうのです。

何かを教える際には、同時に伝えたり・見本を見せたり・やらせてみて見守りましょう。

その際、

①緊急性が高いもの、急がなければいけないものが第一優先

②相手の時間を確保している・すべきことなど

③それほど時間はかからないし、それほど重要でないもの

④書類作成・勉強・整理など、自分ひとりでもできる仕事

という順にこなすことも同時に伝えます。

「教える」

「褒める」

「叱る」を繰り返して接していると、スタッフはわからないからといって、何でも教えてもらおうと聞きにきます。

褒めてもらおうとして、患者さんよりチーフや院長に目が向きます。

叱られないようにと、積極的に動かなくなります。

ハンズオンがよいのは施術指導だけです。他の介助・補助・スキルは、できるだけ「伝える」「見本を見せる」「見守る」を意識しましょう。

本当に正しく理解していれば、正しい質問が出てくるはずです。自ら考える力が育つ芽をつぶしては何にもなりません。

第3章

入職3年以上のスタッフへの育成と期待

20 見守る――ここで働き続けるかどうかを見守る

3年以上のスタッフが、覚悟を決めて当院で働き続けるか？　機会があれば消えてしまうか？を見守る時期です。スタッフとの面談等で聞いておきましょう。

院長「聞いてどうするの？」

私　「念のためのリスクマネジメントです」

念のため、ぜひ聞いておきましょう。

21 伝える＋心――仕事に慣れた発言からプロフェッショナルの仕事へ成長させる

「仕事に慣れました」――これは危険なセリフです。

「慣れ」はヒューマンエラーの要因の1つです。

「熟練」したスキルを「慣れ」で腐らせないこと。「毎日が同じ仕事」ではなく「毎日が今しかない仕事」だと考えることができるよう、「慣れ」に「慣れない」感覚を育てる仕組みを支援しましょう。

慣れていない人のミスより、慣れたと答えた人のミスのほうが、重大なミスになることが多いからです。

22 見守る――何か1つ、自由に判断できて責任を負う仕事をつくる

何でもいいです。小さいことでもかまいません。

1年を超えたら、自分で判断して周りと話し合い、報告・相談し、最終的に結果に対して〝責任〟をとる仕事を与えてあげましょう。

少しずつですが、歯科医院に対して愛着がわきます。

23 見守る＋伝える――1ヵ年計画を公私含めて考えさせる

なぜ1ヵ年計画なのか。

女性は1年以内に独身女性が、妻になり母にもなれます（そんなスタッフを何人も送り出してきました）。

今は、本人も想定外のオメデタ結婚も、公にお祝いされる時代を迎えました。せっかく育てた新人ですが、聞けば、かれこれ学生時代から5年交際する大卒の彼氏がいるとのことでした。当然、そう遠くなく結婚をしたいという話になります。

スタッフの退職の可能性が出たら、「退職の意志の伝え方」「辞めるまでの期間」「退職願いの書き方」「持ち帰るもの・残すもの」「引き継ぎのルール」などをしっかり教えなければなりません。

辞めるからといって、人財育成への道は中断することはありません。

公私を含めてスタッフを大切にする姿を、残るスタッフがよく見ています。去るものは追わず気持ちよく送り出しましょう。

第4章

中途採用スタッフの育成と留意点

24 中途採用者のタイプ別の対応を知っておく

中途採用者のタイプは〔図表14〕のように分けられます。

今まで人財開発でかかわった経験の中で、とくに中途採用で取り扱いにくい女性のタイプ別に、その特徴・傾向、そして対応についてヒントを示していきましょう。

〔図表14〕　中途採用者のタイプ

A：プライドが高すぎる女性
B：自己愛が強すぎる女性
C：自己重要感が低いけれど仕事ができる女性
D：なんでも全部知っていないと気がすまない女性
E：いろいろとズレている女性

1位：プライドが高すぎる女性

★特　徴★

有名人の先生や友達を自慢する、有名人のところで勤務経験がある、何かと以前の歯科医院と比較する、「ありがとう」をいわない、「すみません」をいえない、自慢話の内容に遠い親戚まで登場する、有名人の知り合いがいても仲間には紹介しない、勉強はこっそりして仲間にシェアしない……など。

★傾　向★

自分の失敗や恥ずかしい部分を見せた時には、途端に小心の態度に変わり、結局、謝罪は院長にゆだねてしまいます。日頃から自分を立ててほしいと考えているため、「私はみんなより優秀だから、もっと報酬がほしい」「私が稼いでいるお金を、他の人に取られるのはイヤ」と、驚くような発言を平気でします。

日頃、一緒にいる仲間から反感を買ったり、拒まれたりしているのに気がつきません。とくに自分のミスは認めないので、かかわった他の人のせいにしたりします。

「自分のほうが優位」と考えている格下の相手が、自分に対して対等に会話でもしようものなら、相手をつぶすために、過剰な発言も平気でします。しかも本人は、相手を相当傷つけたとも思わず、「お仕置き」「私がいってやった」レベルで考え、院長に自慢さえしてきます。

しかし、男性医師や男性業者に対しては、まったくその素振りを見せないことが多いので、男性の医師と身近な女性スタッフの評価に雲泥の差が生じます。

★院長の対応★

この手の人は、プライドの高さで自分を保っている人が多いため、実際に精神的に追い詰められ、どうにもならない状況に陥ると、なかなか立ち直れなくなります。

プライドが高いだけに、一部分では秀でているところもありますので、よほどスタッフに被害を与えていない場合は、必要以上に関与せず見守りましょう。
できるだけ日々の診療で、周囲に対して自慢話や傲慢な態度をとらないように、本人に対して「褒める＝NG」「おだてる＝禁止」を控えます。本気で褒められていると思い込み、さらにプライドが高くなります。

「認める＝OK」「聴いてあげる＝聞いているふりでOK」を心がけましょう。褒められないことに対しては不満があるかもしれませんが、認める・聴いてあげる接点をとることで、それなりにプライドは保たれます。

「その人がいると、他のスタッフの笑顔が消える」が、でも、院長視点では「仕事できる！」という場合は、チーム医療が崩れても困るので、本人には個人事業主となってもらい、他のスタッフとは働き方を区別してみることをおすすめします。

２位：自己愛が強すぎる女性

★特　徴★

他人からの評価で自己確認をしますが、あまり日頃の自分にも自信があるわけではなく、バーチャルの世界（とくに匿名）での評価を異常に意識します。私生活に関しては、秘密主義のわりに、少し注目してほしいのか、「私、実は匿名でSNSをしています」などと、中途半端に話をしてきます。

しかし、「どんなの？」と、聞いたところで、絶対にその存在はあかしません。匿名のブログでの投稿は〝詐欺？〟と思うほど別人の、自撮り写真が多いのです。

さらに仲間との会話の中でも、自分の過去の話がまったく出てきません。ありのままさらけ出すのが苦手なので、一度、人生さえも加工しなければ人に話せません。

★傾　向★

自己愛が強い人の傾向は、とにかく本当の自分に自信がない人が多いです。ですから、「他人から認められることが自分のすべて」の評価になっているため、周囲から自分が認められていたいと感じると突然、自画自賛をはじめます。

全員で作成した資料やツールも、彼女が説明すると「私がつくったもの」となってしまいます。自己愛が強く〝相手がどうしたいか？〟より、〝自分がどうしたいか？〟が中心なので、人間が相手の仕事はあまり高い評価を得ることはありませんが、加工などが得意なので、患者さん配布資料など、加工して作成するのは上手です。

患者さんから、待合室に置いた資料を「上手ね」など褒められたりすると、「患者さんに褒められたい」想いで、急激にやる気が成長することもあります。

自己愛が「誰かのためにお役に立てるようになりたい」と思うようになれば、医院や患者さんのために役立つ仕事をするようになります。ただし、あまりセンスが良いとはいえないので、常に確認することが必須です。

誰かのためにお役に立てるようになりたいという思考がないうちは、とにかくお手柄はできるだけ自分のものにしたいため、後輩ができても後輩を育てる気持ちがまったくありません。

かわいがりはしますが、それは「私」という人間を、絶賛させるためのフォロアー要員です。最終的には、優秀な部下が寛大に対応してくれますが、そうでなければ「あの人嫌いです」といわれる対象になりやすいものです。

独立した仕事を与えている場合は、あまりトラブルは起こしませんが、チーム医療で一丸となっている中に、この自己愛タイプの人がいると、他のスタッフから浮き上がり、チームの雰囲気さえ乱れてしまうことが多くなりがちです。

★院長の対応★

このようなタイプは「院長の評価が高いことで、自分自身を確かめる」傾向が強いものです。院長としては、仕事をきちんとしてくれさえすれば〝本人の私生活が秘密主義〟でも、〝過去の話がまったく出てこなくても〟気になりません。

スタッフが嫌がっていても、経営者視点できちんと課題を与えて認めてあげると、さまざまなことをこなすスタッフとなります。

ただし、本人の個性や発言で、他のスタッフを不愉快にさせてもいけないので、本人の頑張りと他人への思いやりをうながすきっかけをつくり、時々脱線しないよう軌道修正してあげれば、少しは自己愛発言がやわらぎます。
やきもち焼きでもありますので〝特別視〟されるのが好きです。たまに個人面談を、他の人より1回程度増やして傾聴の時間をつくってあげましょう。

3位：自己重要感が低いけれど仕事ができる女性

★特　徴★

自己重要感が低いため、なんとなく日々の発言が悲観的になります。被害者意識が強く、ひがみも強い傾向があります。独り言が多く、よくため息をつくなどで、周囲の人間をどんよりさせてしまいます。

仕事ができるので、できない人にアドバイスをしたりしますが、比較的自分目線での言い方をするので、相手には温かい気持ちが伝わりにくいのが特徴です。自分を大事にしないので、上司のことも大事にしない傾向があり、それが発言や態度に出ます。

本人の相手に対する熱い想いや、仕事に対する熱意とは別に、人間としての幅の広さや温かさが相手に伝わりにくいため、注意をされた後輩が「イライラしているから、きつくいわれた」「あなただってできていないのに……」「あなたにそんなふうにいわれたくない」と、かわいがっているはずの後輩から、むしろ発言や態度で反感を買っていることが多いものです。

本人の周囲にいる素敵な人に憧れるなど、モデリングすることはありません。むしろ自分に似て自己重要感が低いけれど、仕事ができる女性を尊敬していたりします。しかし、頼んだ仕事はきっちりやります。

★傾　向★

仕事ができるので、褒められても「私なんか」「そうですか？」と認めません。失敗したときにフォローしても、マイナス思考で簡単には復活しません。想定外の低い自己評価で、他人と自分の環境を比較して突然へこんだりします。

後輩から気を使われても、相手に対して感謝の気持ちや言葉が出る前に、「あぁ。大丈夫。自分で解決するから……」などと、声をかけた人ががっかりするようなセリフを平気でいます。あまり他人に頼ることができません。

何か自分の本来の仕事以外のことをする際、いちいち「〇〇がやらないので私がやります」と恩着せがましく動きます。被害者意識も強いため、何かをしても稚拙な態度が災いして、周囲の人から高い評価を得ることができません。

★院長の対応★

もしこの女性をチーフにしようとした場合、おそらく後輩は、人間関係で嫌気がさして辞めてしまうか、毎日の診療にやる気ない態度で取り組むようになる危険があります。被害者意識が強く、稚拙な態度の人が上司になることで、全体の雰囲気が悪くなるのは困ります。

雰囲気のよい中に、自己重要感が低くどんよりした空気の人がいると、周りの人にもどんよりオーラが簡単に感染します。このタイプは確かに仕事はできますが、それだけです。チームで一丸となってやる気あるスタッフを守ることも、院長の仕事です。

自己重要感を本人が満たすことができなくても、「仕事ができる実績」をしっかりと認めて、院長が日々の声かけや面談の中で、自己重要感というコップに水を注いであげることもできます。

仕事ができるというのは、本来素晴らしいことです。自己重要感は低くても、訓練で優しい笑顔と明るい挨拶は手に入れることができます。内面がダメなら、まずは第一印象の向上をサポートしてあげてください。印象さえよくなれば、仲間の評価も少しは改善するかもしれません。ただし、恐らく一生直らないと思って、直すより全体となじませるように指導することをおすすめします。

4位：なんでも全部知っていないと気がすまない女性

★特　徴★

とにかく何でも気になります。口癖は「なんですか?」「何のことですか?」「何々?」「どうしたの?　教えて?」などと、自分にまったく関係ないことでも、とにかく自分が全部知っていないと気がすまない人です。

消毒室でもランチ時間でも、他のスタッフがその人に対して話していたわけではなくても、情報をどこかで入手すると、まるで自分が直接本人から聞いたような雰囲気で、聞いてもいないのに関係ない人のことを話し出します。

★傾　向★

事前に説明や報告を受けていないで、用事を突然頼まれると「私、それ、聞いていないんですけど」と、高い確率でいいます。

雑談が、仕事に持ち込まれて混乱するきっかけをつくる傾向があります。

相談に関しても、この手の人は身近な人にとりあえず話をしたり相談したりします。しかし、気がつけば、他の人にも同じことを相談していたりします。さらに、おしゃべりなので、本人が知った情報は簡単に他のスタッフに洩れます。

仕事に関しても、すべて自分が把握していないと気がすまないタチ。これから説明しようとしていた話でさえ「私、それ、聞いていないです」といってきます。無意識に「私は何でも知っていたい」という意識が働いているのです。

このタイプとそうでないタイプは、会話でわかります。

〔ケース〕受付の花子さんから「今度開業する先生のお花の手配をしておいてといわれました」

Aさん　＋「私、それ、全然聞いてない話ですけれど」と、自分はその話を事前に聞いていないことに不満をもって、院長に指摘をしてきます。

Bさん　＋「正しく事情を把握したいので、もう少し詳しく教えてもらえませんか？」と、自分はその依頼された役割を正確にこなそうとする質問を、院長にしてきます。

発言が変わると態度も変わり、態度が変わると発言も変わります。

本来の仕事に専念できるようになると、突然この癖が直ったりしますので、何かと聞き流さずに態度や発言はチェックしておきましょう。

★院長の対応★

院長と歯科医師だけが知っていればよい話でも、「なんですか？　話をしておいてもらわないと困ります」と、不機嫌になることが多いもの。こちらも、不機嫌になられると気を使って、あまり本人には関係のない話でも一応伝えます。しかし、結局は自分に直接関係のない話だとわかると、あっさり興味のない態度をとります。

基本的に歯科医院の中で、スタッフがすべてを知る権利はありません。自分たちにとって重要で、必要な情報をしっかり取り扱ってもらえれば十分です。本人は、あまり自分の立場を正しく理解できない傾向がありますが、無視した後のフォローが面倒なので「またきちんと決まったら説明するね」と、一応、あなたの話は聞きましたという雰囲気で対応しましょう。

5位：いろいろとズレている女性

★特　徴★

頼んだことを正確に行動できない、むしろ頼んでいないことを勝手にしてしまいます。突然、院長や上司を褒めはじめたりします。教えてもらっている立場でも、立場をわきまえず「お上手ですね」など勘違いした発言をします。

思考も発言も本質からズレます。本人は、褒め言葉のつもりでいったことが褒めたことになっていません。自分が注意されているのに、注意したほうに〝気にしないでください〟と謝りません。親から「そのままでいいよ」と大切に育てられた人に多い傾向ですが、不思議な回答をします。人の話を聴く能力も高くないので、頑張っていても少々ズレているのが早いようです。

★傾　向★

人に迷惑はかけますが、自分はそれを意識しないので、比較的笑顔で仕事をしている子が多いものです。

傾向としては「前の就職先の勤務期間が短い」「1箇所で勤務している期間が1年程度」であることが多いようです。

顔がかわいかったりすると、おそらく社会人になるまではズレているが、かわいくぼけている程度ですまされていたのかもしれません。

しかし、社会では「摩訶不思議と感じる？・？・」答えを出すことで、周囲に不安を与えます。結果、周囲の人間が「彼女には仕事を任せることができません」という雰囲気になる傾向があります。困難にぶつかると、思考がストップしてしまいます。「どうすればいいかわかりません」といいながら、本気で考えようとはしません。むしろ誰かが答を出してくれるか、助けてくれることを待ちます。

こちらから見ると、考えているのか？　考えていないのか？　などがまったくわかりません。マイペースで、自分に与えられた仕事以上のことをやりすぎます。自分に与えられた仕事で最善を尽くさない、与えられたことが十分ではない上に、余計なことをしてしまいます。

★院長の対応★

とにかくこの手のスタッフは、ある程度思考の訓練をするまでは「何かを1人で任せる」のは危険です。

思考に関係なく動作だけを、簡単に指導して自由に対応させてしまうと、自分のズレた勝手な判断でいろいろなことをすすめてしまい、最終的にはトラブルを多発させます。

あまり任せすぎるより、目的や意義を明確に細かく指示することをおすすめします。どういう目的で、あなたには何をして、そしてどんなふうに、どういうゴールでなど、具体的にすると伝わります。

しかし、最近は高学歴で、試験では高い点数を確保しても、臨床現場ではズレる医療従事者は少なくありません。

知識はあるけど、知識の整理ができない、習得した知識を正確に取り扱うことができないことが原因で、引き出し方が上手にできないのです。

第5章

入職5年以上のスタッフへの期待と留意点

25 見守る＋伝える——指導者としての心得を学ばせる

(1) 立場が違うと正論が変わるため

判断基準は「自分の満足」より「患者さんや相手がどう感じるか？」を基本に考えさせるようにすること。

指導者側に立ったスタッフの仕事の1つに、スタッフ・後輩が歯科医院の中で適切に介助・補助・施術ができるようになるための人財育成をすることがあります。

新人は、何もわからずに歯科医院に入職してきます。その新人に対して何かを教えるということは、指導者の立場にいることになります。結果、後輩スタッフの成長を意識する立場になります。

自分がいろいろ知っているだけに、ついつい自分の新人の頃を忘れて正論を伝えたくなります。

新人や中途採用スタッフに「覚えましょう」「頑張ってね」と。しかし、同じ歯科医院で5年以上働いている人と新人は、能力も理解度も慣れも雲泥の差です。さらに、5年以上その歯科医院で働いているからといって、突然新人を教えるノウハウがあるわけではありません。ふつうは、指導者としてのトレーニングや研修を受けていないと、他人に上手に伝えることや導くことはできないものです。

ある時突然、院長から新人の教育係を頼まれた歯科衛生士さんから――

「私はチーフでもないし、もともと歯科衛生士の先輩で教えてくれる人がいなかったので、自分でいろいろとこなしてきました。アシスタントのことならある程度自信はありますが、自分のスキルが我流なので、自信がありません」

という相談を受けました。この場合、私は「とてもよい機会ですので、ぜひ、今までの知識とスキルを見直してみてください」と、お伝えしています。

私の場合、日本の歯科衛生士学校を卒業してから、海外の歯科衛生士学校の教科書で学び直す機会がありました。すると、日本では番号と部位で覚えていたことが、アメリカの西海岸では違いました。日本の学校で教わったＳＲＰのゴールと、西海岸で教わったゴールは違っていたのです。

日本の学校で教わったカリエスに対する考え方も、北欧の考え方とは違いました。原因なのか？　誘因なのか？　持ち方・当て方・動かし方など、大学ごとで特徴があり、日本に情報が入ってくる際の時差があることも知りました。

「結果、自分以外の誰かに何かを教える時には、どこの何を教えているのか、歴史を踏まえて明確に伝えよう！」――これが私の会社で日々学問を整理・更新している元になっています。もちろん、今でも1年に一度は情報を更新しています。自分の情報を過信しないのは、誰かに何かを教える際、大切だと考えているからです。

(2) 指導者になったら、より自分の知識や技術の更新を心がけさせる

院長から人材育成を頼まれた場合、チーフなどの肩書がなくても、心得るべきことは「新人や後輩スタッフの成長支援をするためには、自分自身、日々の成長が不可欠だ」を忘れないことです。「私の情報には責任がある！」ということです。

雑誌に書いてあったから、前の人がいっていたから、友達がいっていたから……これは全部ダメです。

たとえば、新卒の学生はすでに、大学時代から最新情報に近い学問をもって卒業してくる時代になりました。過去の情報を更新せずに、30年目のベテラン歯科衛生士が「歯石は歯周病の原因だから、しっかりとりましょうね、と患者さんに伝えましょう！」と、新人に教えたところ、新人から「先輩、歯石は歯周病の要因ではありますが、原因ではありません」と注意されたという話がありました。

本当に情報は日々新しくなっています。医療機器も日々進化しています。だからこそ、私たちは、人に何かを教える立場になった時、「自分は誰かより何でも知っている」「偉くなった」と勘違いしてはいけないのです。

いくら介助が上手でも、施術が適切でも、指導者側に立つ私たちが、自分の成長を心がけず、新人や後輩スタッフばかりに成長を求めると、いずれ力をつけた新人や中途採用の後輩は「先輩は自分のことはさておき、私たちにばかり正論を押しつける」という不満を持ってしまいます。

まずは自分が成長することを強く意図すること。そして「自分の成長のために、最新情報や学問も素直に後輩や新人から学ぶこともたくさんある」――そう思えると、誰かの成長のお手伝いができることが楽しくなります。

26 伝える――陰口をいわれても気にしないと伝える

立場が変わると関係が変わることがあります。入職５年以上になると、チーフ候補として、チーフになった時の心得も必要な時期です。

たとえば、同期入職の仲間と仕事をしてきたのに、自分だけがチーフになったとします。今まで仲良しだった彼女の態度がよそよそしくなりました。以前ならいろいろな話をしたり、一緒に帰っていたのに、なんだか自分を避けているような気がします。

さらに、自分がチーフになってから、彼女とあまり仲良くなかった後輩と、急に一緒に帰るようになったり、楽しそうに話しているのを時々見るようになりました。歩み寄ろうと、勇気を持って近づいて話しかけてみましたが、なんだか急に話題を変えてよそよそしいです。気まずい雰囲気になり、そこを立ち去りました。

こんな場面に直面すると、どうしても動揺してしまいます。気になるかもしれません。気になるので、診療にも集中できないため、どうにかこの状況を改善させたいと考えてしまいます。

私のところに、彼女から同期の仲間に「急にどうしたの？」「私がチーフになったのが嫌なの？」と声かけをしたらいいのか相談させてください、とメッセージがきました。

ここで大きな視点を持つと、自分に対して豹変した同期に対しての感情が、自分でコントロールできていないだけのことだと気がつきます。

昔のように仲良しになりたいと必死に考えます。しかし、どんなに考えても、勝手に豹変した人間の気持ちを、こちらが簡単に修復できるわけはありません。

もし、その彼女の行動や感情に対して「あなたの態度が気になって、仕事に集中できない」と、伝えたとしたら？　それこそ医療人として、患者さんに対して真剣に向き合っていない自分を、相手に説明する行為そのものになります。

相手との関係は、実はあなたが積極的に改善する課題ではありません。もし実力を買われて、同期でもあなたがチーフとして認められたのなら、相手にどう思われたとしても気にする必要がありません。

厳しい言い方をすれば、その人の感情に向き合う価値さえありません。そもそもその本人が感情をコントロールできないという、相手の課題だからです。

チーフは寂しいかもしれませんが、医療人として〝凛〟と患者さんと向き合い、自分の感情と相手の感情は違うものだということをしっかり、認識させてあげてください。

これが健康な心を保つためのスキルだと考えましょう！

27 伝える――スタッフの感情を気にしても責任を持つ必要はないと伝える

たとえば、臨床現場でスタッフがたくさんの課題を抱えている時があります。

そんな時のスタッフは、たいて余裕がなくなっていますが、約束したことが仕上がっていないなど、どうしても本人がやる仕事を先延ばしにしている状況を指摘しなければならないことがあります。

毎月１回の全体ミーティングの際、各自が決められたフォーマットに１ヵ月の課題や報告を記録して、前日までに提出しないといけない資料があったとします。本人も早くやらなければ間に合わないと気がついています。

しかし「明日が全体会議だから、今日中に約束の資料は出せる？」と確認すると、そのスタッフは「わかっています。でも、いますごくいろいろたまっていて忙しいんです」と不機嫌な顔をしています。

この場合、「あっ、なんだか不機嫌にさせたかな？」と気まずい気持ちになりがちです。これを、院長のケースで当てはめてみると、どうでしょう？

たとえば、院長が思うように治療がすすまなくて少しイライラしているとしましょう。しかし、その状況が理解できないスタッフは、のんきに「先生イライラしていて嫌だな」と感じています。院長は、単純に自分の能力と自分にイライラしているだけです。スタッフに対してイライラしているわけではないのですが、院長のイライラした姿に過剰反応したスタッフは、なんとなく側にいても、ギクシャクしたアシスタントになっています。

イライラしている上に、のんきで気のきかないアシスタントに、院長は「もう少し気配りある補助してほしい」と、ややイライラした態度になります。そして、そのイライラした院長を見て、スタッフは〝嫌な感じ〟という評価をもちます。

感情と感情がぶつかってギクシャクした関係は、患者さんにも伝わります。

前のケースも、院長のケースも、当事者が感情を上手に取り扱えていないだけです。

雰囲気や感情は容易に伝染します。だからこそ、相手の顔色を意識しすぎるのはＮＧ。相手の感情を気にして対応を変えるという、この状況が不自然です。これが続くとチーフ本人がつぶれます。

相手の感情まで、こちら側が責任をとろうとしてはダメです。どんな環境でも、人の感じ方は十人十色。人それぞれです。ですから、気にしても〝責任〟をとろうとはしないことです。それが課題と感情を分離して考える大事な思考だということを、悩むスタッフには教えてあげてください。

28　伝える――スタッフとの関係では支配も迎合もマイナス

支配されたと感じると、途端にスタッフは警戒します。

優秀な人が優秀なコーチとは限らない、とよくいわれます。

私は、入職した人にはできるだけ〝優秀〟なスタッフを、モデリングさせたいと思っていた時期がありました。

ある医療法人の理事長から、直々にチーフに任命された女性（歯科衛生士経験16年・勤続7年目）が、とてもきめ細やかな気配りで正確な仕事をする人でした。

彼女いわく、4月に新人2名・中途1名の3名の歯科衛生士の入職が決定し、「今年から新人スタッフの医療接遇や中途採用の技術指導はチーフがやってほしい」と理事長からお願いされたそうです。

最初は「はい。頑張ります」と自信満々に答えたチーフだったそうですが、1ヵ月もすると「中途採用のスタッフの個性や施術の癖が直らない」「教えたとおりに後輩スタッフが育たない」と、悩みだしたのです。

理事長から「別件だけど、時々相談に乗ってあげてほしい」と、お願いされたのはその頃です。

受付スタッフは「日ごろ温厚だったチーフが、臨床現場でも時々イライラしたり、新人や中途採用のミスのたびに戸惑っていた」といっていました。話は聞いていましたが、実際に歯科医院に訪問はしていませんでしたので、1ヵ月後に訪問して、チーフと直接話すまでは、彼女が日々イライラしていたことも、その理由も私にもわかりませんでした。

私は「院長が素晴らしいと認めている彼女が、いつも心がけている視点を後輩に教えてくれればいい」と考えていました。しかし、真面目な彼女は完璧に教えたいと考えていたようです。

私は「人財育成はね、思うようにしようと思わないことが大事。相手との関係は〝期待しすぎない・諦めないこと、そして根気が勝負〟なケースが多いから。日々慌てない、焦らない、ぶれないでね」と、当時は曖昧なアドバイスをしたと反省しています。

しかしある日、夜中にチーフから「突然、私が中間管理職・チーフになったら」という心得のヒントの本を読みたいと、メッセージがきました。さがして紹介することはできましたが、真面目な彼女ですので、またそのマニュアル本を読んで、真面目に実行しそうな気がしましたので、一度チーフと話し合う時間をもらうことにしました。

まず直接会ってみると、院長から直々に任命されたミッションでしたが、上に立つ人としての心の準備も、チーフとしての職務もよく理解できていないため、後輩にどう接するのか？　後輩をどう育てるのか？　よくわからないまま無我夢中に頑張っていたとのことでした。彼女も日々の臨床は、今までどおり。それ以上に負担がかかる人材育成には、相当苦戦していたそうです。

彼女がスタッフに接していた方法は「細かい指示と、こうするといいという命令型」でした。ていねいに説明していて、言葉も簡単にわかりやすく伝えていたようです。

しかし、指示している内容は「そんなに簡単にはできないでしょう」というハイレベルなものばかりでした。

「今度までにこれを読んでおいてね」

「次に使う資料だから覚えておいてね」

「来月からこのリスク検査を使うから、簡単な資料をまとめておいてね」

「作成した資料は、今週中に私にプリントして渡してね」

接遇もよいチーフですので、どんなふうに指示したか?という説明も、セリフも親切ていねいでわかりやすいものばかりのようでしたが、受付スタッフがいうには、優秀な彼女特有のきめ細やかな指示が次々と出てくることで、後輩スタッフの「はい」と返事をする顔が曇りだしていたそうです。しかし、彼女はそれには気がつかなかったのです。

そのうち優秀な彼女の下で働くスタッフが「○○さんのやり方にはついていけません」と、悲鳴をあげて院長の元へ報告にきたそうです。それを聞いた理事長は「チーフのやり方にはついていけないと新人がいっているけれど、もう少し工夫できないかな?」と伝えたそうです。

当時を振り返り彼女は「みんなとは仲良しでいたいから、もう少し嫌われないように教えよう」と思ったと語っていました。

その後、今度は真逆の方法でかかわったそうです。新人のご機嫌をとり、

「お疲れさま。大変だと思うけれど、できれば今度までにこれを読んでおいてね」

「全部覚えるのは無理だと思うから、次に使う資料をできるだけ覚えておいてね」

「来月からこのリスク検査を使うけど、わからないことは何でも教えるからら、簡単な

資料をまとめておいてね」

「作成した資料は、今週中に私にプリントして渡してね」

……などと迎合を意識した結果、なんとなく新人や後輩スタッフとの雰囲気はよくなったものの、新人の学ぶ意識も努力への意欲も低くなり、仕事がなければ消毒室で私語、休憩時間もぎりぎりまで休んでいるなど、目に見えて緊張感がなくなってきたそうです。

今度は、理事長から呼び出されて「どうした？　なんだか最近、新人や中途採用のメンバーのミスが多発しているけれど、何かあったの？」と聞かれたのをきっかけに、また彼女は気合を入れて「細かい指示で、こうするといいという命令型」に戻しました。

そのうち「○○さんが、また急に細かくなりました。せっかく仕事しやすい環境になってきていたのに、ついていけません」と、今度は変な自信をもった中途採用のスタッフが理事長の元へ報告にきました。

そのうち、チーフから院長に相談があったのは「人財育成を一括で外注してほしい」ということでした。


こうした話は、実は意外とよくあることです。

外注がよいわけではありませんが、どうして外注だと人財育成にかかわりやすいのか？

この秘訣はチーフの心得にヒントがあります。

スタッフに教育者や指導者としてかかわる際、命令型の指導も迎合型の指導も、実は自分の思うようにという〝支配〟の関係になりがちということです。

私たちが人財育成にかかわる際に、大切にしていることは、指導対象者と私たちの間に境界線を引いているという部分です。それはけっして一線引いて距離をおいている種類のものではありません。

新人には、その歯科医院で役に立つ人になるという課題があります。この場合は、その人が育つための支援を行います。一見、運命共同体のようですが、私のほうで相手が「自分で育つ」という課題に踏み込みすぎない、相手も私の人財教育という課題に踏み込みすぎないことがポイントになります。

その結果、私たちは依頼された対象から「厳しすぎる」「ついていけない」といわれても、相手の感情を無理に変えようとはしません。相手から嫌われているかもしれない、という不安な感情に振り回されない、だからこそ信念をもってダメをダメといえるのです。

ですから、チーフも感情に振り回されないで、凛と課題に向き合う姿は、後輩には「覚悟をもって仕事をしている」人に見えるでしょう。

それにより実は、本人自身もとても仕事がしやすくなってきます。これでやっとチーフとしての自分の立ち位置が決まってくる、と教えてあげてください。

29 伝える――チーフの仕事は率先して働くことではない

チーフが無我夢中で、周りも気にせず働いているのは感心しません。

チーフの一番の仕事は、医療チームのレシピを考えることです。直接的にかかわり、何でも影響する動きをしてしまうと、またまた後輩が育ちません。

できるだけ間接的に、良い影響を与えていきましょう。

常に事実と感情を区別して、部下の能力を活かしていきましょう。

部下が安心して仕事をすすめられるような環境づくりをすることも、チーフの大切な仕事です。

たとえば、消極的なスタッフや自己重要感の低い後輩は、仕事の失敗を恐れ、積極的に仕事に取り組めません。そうしたスタッフに対して、時には「何かあったら私がフォローするから、安心して仕事をすすめてね」と、伝えることが必要になってきます。

時々、スタッフから「報告・連絡・相談がない」と悩むチーフと出会います。

そのチーフは、きちんと院長に対して、自分からすすんで「報告・連絡・相談」をしているでしょうか？

チーフは、仲間に自らすすんで「報告・連絡・相談」をしているでしょうか？

「報告・連絡・相談をきちんとしなさい」と、部下に注意する前に、積極的に自らが「報告・連絡・相談」を行いましょう。スタッフは、それを見て真似をするようになります。それが叱らないでお手本を見せるということです。


時には、伝えることで理解をうながす必要があるかもしれません。

時には、見守ることしかできないこともあるかもしれません。

時には、見本を見せてあげることが大切なのかもしれません。

決めつけ押しつけた時に、スタッフは反発してきます。技術的に能力があればある人ほど、反発も大きくなることがあります。

「私が一番働いている」というチーフ。言い方を変えたら「一番、歯科医院の中を見ることができていない人」なのかもしれません。

無我夢中で働いていたら、全体を見据えることはできません。自分は一生懸命仕事をしているつもりでも、何の仕事をすればよいのかもわからずに放置されているスタッフは、チーフを見て「また、自分の好きな患者さんや自分の好きな仕事ばかりしている」と、低い評価をしてしまうかもしれません。

日頃から、みんなとコミュニケーションをとっていれば、厳しい話もできるかもしれません。しかし、ふだんはほとんど見てくれていないチーフが、たまたま今日のミスに気がついて叱ってきたと感じたら、スタッフは萎縮したり、反発したりします。

適切な距離をおくことで、効率的に指揮権や決定権をもつ人の判断・指示が適切にできる可能性高まります。

歯科医院の中では　歯科医師⇩チーフ⇩スタッフという明確な指揮順位があるという統一した認識をもちましょう。

たとえば、重要で緊急性のある仕事が目の前に出たときには「理事長・院長による判断が優先⇩チーフによる判断が優先⇩スタッフ」というルールを前提に、チーム医療を大切に行動します。

これは、差別ではなく区別すること。相手と私は平等ではなく、仕事上では権威の差がある程度はあるということを認識しましょう。

「全員がフラット＝よい医療チーム」ではないことを、院長もチーフも肝に銘じてください。

30 伝える——改革に関して、応援してほしい存在だと常に伝えておく

チーフになってから、院長が期待している想いを伝えても、「チーフになったから大事にされるようになった」と感じます。

チーフになる前から、院長の想いを伝えることで「自分は必要とされている」という意識をもってもらう可能性が高くなります。

「突然、何かをいわれる」「突然、何かの決断を迫られる」「突然何かを命じられる」など、この「突然」というのは、仕事関連の中では、たいてい誰もが弱い立場となります。

「心の準備が……」は、女性スタッフからよく聞くセリフです。

では、前々からいっていたら、気持ちよく協力してくれるかといえば、その保障はありませんが、何でもない時から、しっかりとコミュニケーションをとっていると、かなり高い確率で、いざという時に縁の下の力持ちとして、想定外の行動をとってくれるのが、女性スタッフの素晴らしいところです。

経営する歯科医院が進化していく中では、患者さんの多様なニーズに応えるため、歯科医院の器だけでなく、患者さんに提供するサービス内容など〝変えてはいけないものと変

わらなくてはいけないもの〟など、いろいろなことを改革する機会が巡ってきます。

その時に必要なのは、お金より何より「その時、勤務しているスタッフの積極的参加」です。チーフという肩書がある人だけが、院長に近い感覚で歯科医院の改革にかかわればいいわけではありません。

チームのメンバー全員が、なんらかの形で「任されている部分を成長させる・守る」という意識が必要になります。

その結果、改革する歯科医院が成長するために、チーム全体の活動レベルが格段に向上します。格段に向上するチームは、個々が達成感や充実感が得られて、歯科医院が急速に成長していきます。

逆に、チーフという肩書がある人だけが院長に近い感覚で、歯科医院の改革にかかわるとします。すると、チーフ以外のメンバーは、自分たちを「その他のメンバー」という意識になります。

その結果、改革する歯科医院の成長には何も関心がもてません。活動レベルも「先生とチーフが何かしているのでよくわかりません」と低下します。無関心な人が多い歯科医院の改革は、個々の充実感は得られませんので、設備だけが新しくなった歯科医院にしか見えません。

仕事でかかわる人の中には「あまり難しいことにはかかわりたくない」「歯科医療従事者として仕事する以外は、期待しないでほしい」と、変化を嫌う人もいます。

しかし、小さい役割でも何か個々の持ち場で役割の場をもたせると、責任が生じるため仕事のレベルが高まる確率が高くなります。

その結果、自分は「歯科医院の改革に何か貢献できている」「歯科医院で必要とされている」という状況を生みます。

その状況の中で、チームをまとめるのが〝チーフ〟になります。

だからこそ、日頃チーフ候補のスタッフには、まだチーフとしての役割がない時から、院長は「あなたには改革に関して、常に応援してほしい存在である」ということを伝えておくべきなのです。

第6章

チーフの仕事とチーフに期待されるもの

31 伝える――チーフは無理につくらなくてもいい

院長は、長く続いているスタッフ、施術が安定しているスタッフ、できる雰囲気のスタッフを、チーフに選んでしまう傾向があります。

たいていの場合、確かに長続きする人、施術が安定している人、できる雰囲気のスタッフは優秀な人が多いものです。しかし、もしそのスタッフが自分の利益だけ考えている人だとしたら、その人をチーフに選んだのでは失敗します。

(1) チーフがいらないケース

私たちが約3年の月日をかけて、ていねいにケアゾーンの開発、歯科衛生士のペリオドンタルセラピーの研修、医療接遇講習など、歯科医院の中でスタッフが自然に育つ仕組みが構築されてきた頃、1人の中途採用の歯科衛生士から、「チーフになりたい」という申し出がありました。

このスタッフは、施術の試験も合格しているため安定しています。女の子の母親というお母さんの顔ももち、できる雰囲気もありました。

積極的な彼女の意見を尊重し、院長先生も〝初〟のチーフを誕生させたと同時に、私たちはしばらく自立支援のスタイルに変更しようと、1年に1回のコンサルティングに変更しました。

最初、彼女は院長と一緒に張り切っていました。

1年目も、院長と一緒に私たちの構築した前年比130％アップも、引き続き順調に維持しました。

しかし、患者さんも増えて前年比130％超えが2年続いた頃から――

「なぜ、私だけが稼いでいるのか？」「受付が暇そうでずるい」「新人歯科衛生士が使えないので、結局私だけが働かされる」とグチをいうようになりました。

それなりに頑張ってくれているからと、院長はチーフに対してだけ〝歩合〟という制度を導入しました。

すると、今まで1日1人だった自費の患者さんが2人から3人に増えたそうです。

院長は「歩合は人を育てる」と思い、他の歯科衛生士にも〝歩合〟を提案しました。しかし、実際にはチーフという立場を活かして、彼女は自費の患者さんを絶対に後輩に譲ろうとしません。

そのうち「歩合3割を5割にしてください！」と言い出しました。院長としては、基本給もあるのに〝やりすぎ？〟と思ったようですが、やはりこれは頑張っている彼女に還元したいからと、5割の条件をのみました。

するとと、5割になった途端に自費の患者さんへの熱心さは減りだして、1日1人～2人程度の施術に戻りました。

院長は、たまたまか？と考えていましたが、他の歯科医療スタッフからは「介助・補助を手伝わない」「自分だけ代休や有給を率先して使う」「苦手な患者さんは絶対に見ない」「面倒な仕事は絶対にしない」と、クレームが出るようになりました。

そこで、チーフとして、もう少しみんなとうまくやってほしいと院長が伝えたそうですが……。

彼女いわく「プロ意識が低い人たちとは一緒に働きたくない。フリーランスになって、もっと稼ぎたい。もっと効率よく稼ぎたい」と言い出しました。

自分のやりがいと自分の私生活しか考えることができない人を、誤ってチーフに選んでしまった悲劇です。

最終的には、若い歯科衛生士は全員辞め、6割の歩合交渉をのまなかったため、チーフは「私は　これからフリーランスとして活躍します！」というセリフを残して去っていきました。

その後、風のうわさで、彼女が違う歯科医院と掛け持ちで契約し、チーフをしていた歯科医院の問診票・患者カルテ・メインテナンスのメニュー・自費メニューなどを持ち出して、自分の情報として活動していることを知りました。

本来は情報漏えいで訴えることもできます。

院長から元チーフに「当院の情報は、当院が長年構築した資料や情報だから、他の歯科医院への持ち出しはおかしいと思う」と伝えると、「ケアゾーンを守ってきたのは私ですので、資料全般は私にも使用する権利があります。それに、今の先生方は、私が今までしてきた資料や情報を高く評価してくれているので、使わないわけにはいきません」と、きっぱり断わりの返事をしてきました。

患者さんは歯科衛生士のものではありません。歯科医院のものです。歯科衛生士はチャンスを与えられましたが、歯科医院の最高責任者は院長です。このことを理解できない人にチーフをさせてはいけなかったのです。

結局、この院長は「高い授業料を支払った」とスタッフに関しては、ゼロからの出発となりました。

(2) チーフの役割を正しく理解させる

実は、こんなケースは珍しくありません。優秀なチーフが寿退職した後に、無理やり埋めるように、チーフを誕生させる歯科医院があります。

これが危険です。チーフという肩書が人を育てることもありますが、チーフの器がない人に、名ばかりチーフや権限を与えることで、チームが混乱するケースが生じることがよくあります。

・チーフにはチーフの心得がある
・チーフにはチーフの仕事がある

その人は、その役割を正しく理解できますか?

院長がかわいがっているからという理由だけで、選んでいませんか?

チーフを任命しようとしたら「荷が重すぎます」と断る人もいます。理由は「今までどおり臨床に専念したい」「今までどおり、みんなと同じ立場でいたい」などさまざまです。

チーフを任命していないのに、先ほどの例のように「私がやります」と立候補する人もいます。理由は「みんなより上に行きたい」「チーフがいなくなったら、次に長く勤務しているのは私だから……」などさまざまです。

チーフになる際に、その人にはみんなより一段だけ階段を高く上ってもらう覚悟が必要です。一段だけです。

(3) チーフとしてのNG姿勢・OK姿勢

歯科医院のように、経験や職種がさまざまで、必ずしも年齢が一番高い人がチーフではないこともあります。

ほとんど経験は同じでも、そこに勤務した時期が長い年下の人がチーフになることもあります。

他のスタッフよりはるかに年齢が下だけれど、仕事や能力が認められて突然チーフに抜擢される人もいます。

その時、その人は「仲間に遠慮する」「仲間に嫌われたくない」という不安を捨てて、一段だけ上に上る覚悟が必要です。

・今までどおり気持ちはみんなと同じでも、立場は同じではないということを認識できるか?

・チーフになったからといって、階段を上りすぎて仲間を見下さないことを約束できるか?

この姿勢のNG例をいくつか紹介しましょう。

〈誰かに何かを頼むとき〉

チーフ「これお願いね」NG

スタッフ「はい」

と、高いところからスタッフを見下す感じで、支配的態度にならないよう気をつけたいものです。
チーフ「私たち別に今までと何もかわらないからね。私がやるよ」
スタッフ「そうですよね〜」
と、チーフになったのに、スタッフから見下されている平等的態度にならないよう気をつけること——この意識がないのはNGです。

では、次にOK事例を紹介しましょう。
チーフ「この課題を達成しようね。みんなで手分けしてみよう」
スタッフA「はい。私は○○をやります」
スタッフB「では、私が△△を調べてみます」
と、全員に対して目的を明確に示し、最終的に議論をまとめながら、方針を決定する立場であるということを自覚すること。OKです。

チーフという立場は、日頃から仲間と信頼関係を大切にしていることも条件となります。今までと変わらなくていいのは、みんなに対してすすんで歩み寄る姿勢です。
でも、変わらなくてはいけないのは「私にはみんなの意見をまとめる権限があり、結果に責任がある」という意識です。

人徳のある人が権威をもっても、仲間はそのチーフに対して、

「自分のアイデアを伝えようとする」

「気がついたことを自主的に相談にくる」

「良い視点や情報をチーフの目線で伝えてくれる」

という状況が生まれます。

人徳のない人が権威をもつと、仲間はそのチーフに対して、

「反抗心」

「嫌悪感」

「抵抗」

という感情が生まれます。

チーフという肩書は、簡単につけることはできますが、問題を抱えるチーフなら必要ありません。

「チーフを無理につくらない」――小規模歯科医院であれば、この選択肢も実は〝正解〟だということです。

32 伝える――チーフの仕事はどんなことなのかを明確に決めておく

チーフの仕事は、たとえれば家庭の中でのお母さん役です。

ＯＪＴ研修の中で、お互いの立場を自覚してもらうことが大事です。なお、ＯＪＴ研修とは「On the Job Training」の略で、仕事中や仕事の遂行を通して訓練をすることです。一般社会で行われている代表的な研修システムです。

この研修での焦点は、受講したスタッフが育つことも大切ですが、歯科医院によっては「施術もうまくて仕事ができるのに、教え方がわからないベテラン（チーフ候補）」と「仕事ができるのに、聞き方がわからないスタッフ」という組合せに出会うことがありますので、私が立ち会った場合は、すみやかにコミュニケーション研修に切り替えます。

歯科医院の中で、チーフの立ち位置を知る、どういう責任があるのかを経験するワークがあります。

それは、家族という視点で考えるもの。現在は、家族構成も家族の役割も多様化していますが、チーフはどこの場所にいるのかという、役割を経験してもらうワークとしてはわかりやすいものです（昭和視点ですので、一部平成には合わないかもしれませんが、目をつぶってください）。

4〜5人で1組になります。

父親役：歯科医院でいえば理事長・院長が担当します。私の会社の場合は、私がつとめます。

母親役：歯科医院でいえば副院長・チーフが担当します。私の会社の場合は、副社長の立場です。

長男または長女役：スタッフの中で一番勤務が長い人がつとめます。

弟または妹役：新人やスタッフの中で一番勤務が短い人がつとめます。

それでは役割です。いくつかの課題を出します。それをクリアするために、家族で相談・協力するための話し合いをしてもらいます。

父親役：一家・組織の大黒柱になります。家族の方針を、母親と相談して最終決定をします。課題をクリアするためにかかる費用の捻出なども1つの仕事です。

母親役：父親役の一番の理解者でもあり、補佐として助けます。また、父親の最終決定を推進するために、一家や組織を盛り上げていく大事な仕事をします。時には父親と子どもたちのパイプ役を担います。

長男または長女役：新人・弟または妹役のお手本でもあり、相談相手にもなります。弟または妹役：わからないことは、父親より話しやすい長男・長女に相談します。かわいがられる能力も必要です。

いろいろな課題を話し合ううちに、言いたい放題いう子供たちとは違う立場で、父親を盛り上げる、組織を盛り上げていく重要なポジションである母親役（＝チーフ）は、常に父親と雑談も含めて話し合う時間をおろそかにしないという心構えが必要になります。つまり、理事長・院長と認識を共有することが求められます。

「父親が話す時間をつくってくれない」

「院長が忙しくてなかなか話す時間がない」

そんな理由は通じません。

また、子どもたちを甘やかせたり、子どもたちと一緒になってさぼったり、遊んでいては、しっかりとした家庭が築けないのは説明するまでもありません。

チーフは、スタッフ全体のリーダーではありますが、組織のリーダーでもないし、最高責任者でもありません。しかし、他の子どもたちとは違うということです。

子どもたちには子どもたちで、長男・長女は弟や妹の面倒を見てあげるという役割があります。弟や妹は、面倒を見てくれる長男・長女のアドバイスを素直に聞いて、自ら育とうとします。できなかったことができるようになるなど、一人前の動きができるよう頑張る役割があります。
こうして、チーフには、最高責任者のパートナーであることを理解してもらうのです。

33 伝える――チーフはどこまで責任があり、どこまで決定権があるか決めておく

★ある医療法人の例（チーフの資格5つの条件）

チーフの資格とは、①国家資格保有者であること（例外もある）、②勤続3年以上であること、③面接に合格すること、④周りのスタッフから信頼があること、⑤勤務医からも信頼されていることなど。

チーフの待遇：チーフ手当・毎月1万（ふさわしくないと、院長と周囲から判断された場合は取り消しもある。その場合は翌々月より手当廃止）。

■マネジメントサポート

・管理職としての基礎となるマネジメント業務をサポートする
・臨床のタイムマネジメント

・レセプト状況の一部理解
・小口の金庫管理
・スタッフ勤怠管理
・歯科医院の安全管理……など

■**企画・提案・マニュアル更新サポート**
・業務に関するアイデアなどをサポートする
・スタッフの企画や提案を院長につなげる
・クリスマス会をしたいなど、イベント関係の企画・立案がスタッフから出た時には、院長と相談する立場になる
・歯科医院が安心・安全・適切な医療を提供するために必要な情報をまとめる。前任者の情報を更新する立場になる
・歯科医院で発生したミスや、仕事のムラなどを改善するためのサポートを行う

■**正社員以外の働く力を高める**
・アルバイトやパートにも、医療人の基本姿勢や適切な介助、アシスタントワークを指導する
・新しく入るスタッフの採用面接にも立ち会ってもらう

※歯科医院で基本のルールを決めておきましょう。

34 伝える——指導者として、できない後輩だからこそていねいに教える

できる後輩であれば、チーフは日々の臨床の中で、後輩のミスをフォローするなど、余計な仕事が増えることはないかもしれません。

ある時、尊敬している先生が、弊社の新人に「あなたは日々どんなことを頑張っているの？」と聞きました。

新人は「外に出ているみんなが、安心してお仕事ができるよう役に立つことです」と答えたそうです。

先生は「そうかな？　今の時点でみなさんの役に立ってはいないと思うよ。エムズの人は、もともとみんな自分で自分の仕事ができる人たちだからね。今の君は、みんなからお仕事をもらえているってことを忘れてはいけないよ。役立つ前に邪魔していることが多い立場だからこそ、しっかりと成長しないとね」

そんな素敵なメッセージをいただいたそうです。

その後、新人は積極的に動こうと努力するようになりました。

しかし、まだまだ新人は新人です。

新人がお酒のおちょこくらいの器に、満タンにやる気と本気の水を多量に注いでも……器が小さいので、いらないものは空回りで流れてしまいます。

翌年、新人がおちょこの水を少し大きな器に移動させても……まだまだ経営者の望むほどの仕事はできていないでしょう。しかし、少しずつでも成長が見られるなら、ていねいに教えてあげましょう。

教えたあとは「何が理解できたのか?」を聞いてあげましょう。もし理解できていないことがたくさんあれば、重要なところから伝えてあげましょう。

そして、見せてあげて体験させてあげましょう。その体験や経験が、いつか本人の能力になるような支援をします。

頑張ろうと思っているのに、思うようにブラッシングができない患者さんの支援と一緒です。

・できないからこそチーフが見捨てない

・できないからこそ私が寄り添ってあげる

甘やかさないけれど、部下を大切にする気持ちもってください。難しいことですが、私が20年間心がけている心得です。

35 伝える——アイデアを出す側からスタッフの声を聴く力をつけさせる

(1)　女性ならではの特質と能力を活かす

・理性より感情に支配されやすい
・直観的に判断するので、物事の表面に目を向けやすい
・基本的には話好き
・他人に対する同情心が高い
・事より人に関心を持ちやすい
・他人の暗示や雑誌などの示唆を受けて、その影響を受けた判断をしやすい

(2)　聴くときの注意点（女性が苦手な特徴）

・合理的・理性的な話が苦手
・お金を儲けることを悪いことだと考えがち
・嫌な気持ちになると、なかなか気持ちのよい話し合いができない
・嫌なことや不快な気持ちから立ち直るのに時間がかかる

・長いスパンで物事をあまり考えない
・事例のないことや想像がつかないチャレンジに控えめになりやすい

最近までは一緒にスタッフだった人でも、今は経営側に近いチーフという立場になるケースが多いでしょう。歯科医院は女性が多いので、たいていチーフは女性が担っています。そこで、改めて女性心理の傾向を理解しておくと、トラブルが最少に抑えられます。

女性の場合は、与えられた提案や仕事そのものにやりがいを感じるより、それを命令・指示するチーフや院長に対する好感度や信頼関係が重要になります。仕事が好きだから頑張るというよりは、仕事を指示する人・仕事を依頼する人の人柄が好きだから、その仕事や時間に喜びを感じるということがあります。

実際に、私がお願いすれば「喜んで」という人が、他の人から頼まれると「どうしても素直にやるといえない」というケースがありました。女性の多い環境ですが、チーフは常に話し方、相手に対する思いやり、仕事に対する姿勢などの点で、魅力的な女性であることが円満の第一歩にもなります。

ミーティングなどでは、話し合ったすべてを採用する必要はありません。しかし、こちらから何かアイデアを出す前に、本人たちの気持ちや声を聴いてあげることが、円満会議の秘訣です。

36 心――いつか自分がチーフでなくなった時のことや継承についても意識しておいてもらう

(1) 伝える・見本を見せる・聴く能力を向上させ継承する

チーフが一生、側にいてくれたらどんなに幸せでしょう。

しかし、永久就職や親族でもないかぎり、いつかは止むを得ない理由で人は去っていきます。

今までも、たくさんのスタッフが妊娠・出産・子育て・介護・ご主人の転勤・家庭の事情などで、素晴らしい仕事をもちながらも退職していきました。

しかし、その時代ごとに仲間が育ててくれた事業の芽は今でも咲いては散り、また翌年には適切な水や栄養を与え続ければ、事業が縮小しないかぎり仕事は咲き続けます。

歯科医院が100年続くことも珍しくない時代を迎えました。欲張って次の200年続く歯科医院を育てたいと願うなら、一番の課題は「人が育つ風土（組織）づくり」だと、私は考えています。

種（テーマ）を蒔く前に土（歯科医院）を耕す必要があります。そして、ほどよく水を与えて、十分な太陽の光や雑草取りをします。そこに初めて種（テーマ：ビジョン）が蒔かれます。

環境がよいからといって、すべて蒔いた花（人）が咲く（活躍する）とはかぎりません。院長が土地を耕すことは＝歯科医院の環境整備といえます。

それは器の話ではなく、人を受け入れて、人が育つ環境整備です。たとえば、どんなに新しくておしゃれな歯科医院でも、清潔感がない歯科医院があります。最新の医療機器・技術が揃っているにもかかわらず、くもったシンク・キャビネットに無造作に置かれた器具、棚の上に雑然と積まれたムダな箱……働く人間はいいけれど、院内の整理整頓ができていないのでは、残念な結果しか待っていません。

せっかく素晴らしい滅菌器を採用しているのに、ユニットの周辺に無造作に置かれた器具・機材では滅菌の効果が水の泡です。

医療人としての基本姿勢が身につくまでは、患者さんには触らせない仕組み、有資格者もトイレ掃除・電話対応など、裏方の仕事を気持ちよく行う習慣。よい土壌に種を蒔くことは、歯科医院の目標の明確化につながります。

こうして歯科医院の理念が確立され、それが医療チームに浸透していきます。医療チームへの感謝の気持ちと、仲間の存在の承認。この歯科医院が末永く続く安心を感じてもらうために、常にその種に水をかける必要があります。

そのためにも、金銭的な安心保障と、専門職として働き続けるモチベーションを維持する仕組みが必要になります。

栄養は報酬ではありません。種の能力を超えて栄養（報酬）を与えすぎても、花が咲く前に根が腐ります。歯科医院で人が咲くためには、栄養（報酬）ではなく適切な仕事を与えることです。

(2) チーフは歯科医院にとって太陽！

太陽の光は、毎日働く仲間1人ひとりに「きちんと見ているよ」という自己重要感を与えてくれることがあります。

歯科医院の中で、形のあるお金や財産などの「物」は有限です。

歯科医院の中で、形はないが「患者さんとの感動の時間」「仲間への感謝の気持ち」「歯科医院で過ごした日々」は無限の財産です。

その医療チームと創り出した無限の財産を継承することが、チーフの最後のお仕事だといえます。

●おわりに

人財育成は、公私で「こんな人いいな」と思える講師を選んでください。幸せは幸せを呼び、苦労や不幸は不幸を呼びます。院内にお金をかけて導入するエッセンスはハッピーあふれる素材を発掘し、育成することです。

そして「何を学んだか？」より、「誰から学んだのか？」が重要なことがあります。

その人は、どんな私生活を過ごされている人ですか？

どんな信念や哲学がありますか？

講師がスタッフに話をする前に、ぜひしっかりと院長はその人と話をしてください。

たとえば、こんな実例があります。

〔依頼者〕：スタッフ間でどうしても小さいもめごとが多く、ギクシャクすることが多い。定期的にミーティングを設けているが、全然積極的に発言をしてこない、若いスタッフがなかなか続かないとします。

先生は、次のA・Bどちらのコンサルタントにサポートしてもらいたいですか？

Ａ：院長視点を１００％応援してくれているコンサルタント。小さいもめごとをなくさせましょう。もう少し発言が出るようにうながしましょう。若いスタッフが続くようにしましょう。

Ｂ：それでは、少し歯科医院全体やミーティングの場面を見せてください。

Ａのコンサルタントの発言は、院長は味方ができたとうれしい気持ちになることが多いようです。Ｂのコンサルタントの発言は、物足りないかな？と不安になることが多いようです。しかし、これが危険のはじまりの一歩です。

Ａのスタイルでは、コントロール型でスタッフが教育されていきます。結果、スタッフは院長に目が向かずに、面接担当であるコンサルタントに褒められることが大事になっていきます。

Ｂのコンサルタントは物足りないように見えますが、スタッフから警戒されることが少ないため、最初からスタッフの素の姿が見られるケースが多くなります。さらに、自分たちを支配する〝敵〟ではないと理解するために、本音を教えてくれるようになります。

スタッフ目線では——

Ａのコンサルタントは「院長が2人に増えた」という評価になります。

Ｂのコンサルタントは「院長と自分たちをつなげてくれる人が増えた」という評価になります。

教えたいことを教える講師Vs教えるべきことを教える講師。

育つ人だけ大事にする講師Vs育ちにくい人も諦めない講師。

院長にばかり媚びる講師Vsスタッフと向き合う講師。

その人は、本当に自分の歯科医院にきてほしい講師ですか？

有名人だからという理由で呼ぶのも、1つのモチベーションアップのきっかけになるかもしれません。しかし、そのモチベーションアップのためだけに呼んだ講師は、スタッフのテンションを一時的には上げますが、患者さんを真剣に大切にするという見本を見せてくれることはないでしょう。

なぜなら、歯科医院で大切なことは、自分のテンションをアップさせることよりも、患者さんに対して思いやりのある、患者心理や医療人としての倫理を教えてくれるほうが重要だからです。

モチベーションアップの実習は、どんなものですか？

歯科医院という組織は、一般の企業に比べて、女性を起用するというケースが多いものです。だからこそ、モチベーションアップだけで、スタッフをコントロールしようとしない環境整備が必要な時代を迎えているのです。

日本の「できる働く人」のイメージは、まだ家庭をあまり顧みないで長時間働く、男性がモデルになっていることもあります。

私の場合のように、家事・育児・仕事でバタバタしている人は「できる働く人」からは、実はほど遠い時間を過ごしています。

全力疾走したって、1人では最大限の能力を発揮し続けられないのは十分わかります。そうであれば、当然誰かの協力に頼るしかありません。

そんな時は、誰かに頼る前に、まず自分が信頼されなければいけません。信頼されるためには、本気で向き合うことで、その誰かと良い点も欠点も含めて、年齢や環境の差異を超えて、十分な信頼関係を構築する姿勢が大切になります。

毎日の課題克服の中で、本を読んでの学びと、その講師を通じてQ&Aを含めての価値ある学びがあります。

院長先生、ご自分の組織が支配されたり迎合されたりしないように、制度の整備をすすめませんか？　家業から医業への転身を果たしませんか？

「スタッフの感情に振り回されて、診療に集中できない」

そんな環境から脱出するために、院長としてやるべきことと、やらなくていいことを、ぜひ整理しておきましょう。

濵田真理子

2015年9月9日

●著者のプロフィール

濵田　真理子（はまだ　まりこ）

有限会社エイチ・エムズコレクション代表取締役社長（医科・歯科・動物分野の人財開発その他）。

株式会社サン・エムズ代表取締役社長（健康関連機器のマーケティング・販売仲介業）。

サン・ショップ両国代表（医薬部外品のアンテナショップ）

医療チーム構築コンサルタント・人財開発コンサルタント・歯科MG戦略インストラクター・全米NLPトレーナー・メディカルサポートコーチングトレーナー。

日本大学歯学部附属歯科衛生専門学校を卒業後、当時南カルフォルニア大学と学問を提携していた財団法人日本歯科研究研修協会を経て現職。南カルフォルニア大学研修・ハワイ大学研修・インディアナ大学歯学部デンタルハイジーンジャパンプログラムマスター取得。

完全自費診療・小中規模の医療機関の管理・再生・進化、ベンチャー企業の役員、自ら興した組織の代表など、さまざまな立場で医療チームや組織を牽引している。

とくに女性経営者の視点で、多くの女性国家資格保有者や女性の新しい働き方や働く場を提供してきた20年の経験を元に「選ばれ続ける組織づくり」の法則を確立。そのセオリーやスキルを全国各地で啓発中。

有限会社エイチ・エムズコレクション（H・M's collection）
〒130-0026　東京都墨田区両国4-27-12
TEL　03-3846-7611

〔歯科医院経営選書〕
院長必携！　人材から人財へ育て上げる36の秘訣

2015年11月10日　第1版第1刷発行

著　　者　濵田《はまだ》　真理子《まりこ》

発 行 人　佐々木一高

発 行 所　クインテッセンス出版株式会社
東京都文京区本郷3丁目2番6号　〒113-0033
クイントハウスビル　電話(03)5842-2270(代　表)
(03)5842-2272(営業部)
(03)5842-2280(編集部)
web page address　http://www.quint-j.co.jp/

印刷・製本　サン美術印刷株式会社

ISBN978-4-7812-0461-1　C3047

定価はカバーに表示してあります

● 好評の「歯科医院経営実践マニュアル」シリーズ ●

〔歯科医院経営実践マニュアル vol. 1〕

患者さんの心と信頼をつかむ コトバづかいと話し方

山岸弘子（NHK 学園専任講師）

A5判・定価本体2,000円（税別）

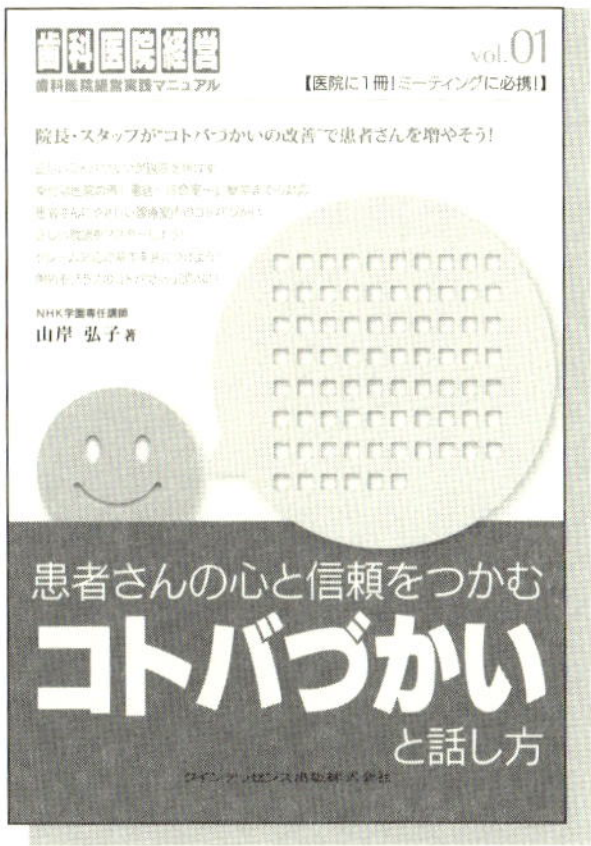

歯科医院での場面別（受付→待合室→診療室→会計……）の正しいコトバづかいや患者さんへの話し方･応対が、良い例･悪い例で一目瞭然。本書の豊富なチェックシートを元に、院内のコトバづかいをチェックしよう！

〔歯科医院経営実践マニュアル vol.31〕

営業のプロが教える 自費率が2倍になるプレゼン話法

吉野真由美（プレゼン話し方研究所㈱代表取締役社長）

A5判・定価本体2,000円（税別）

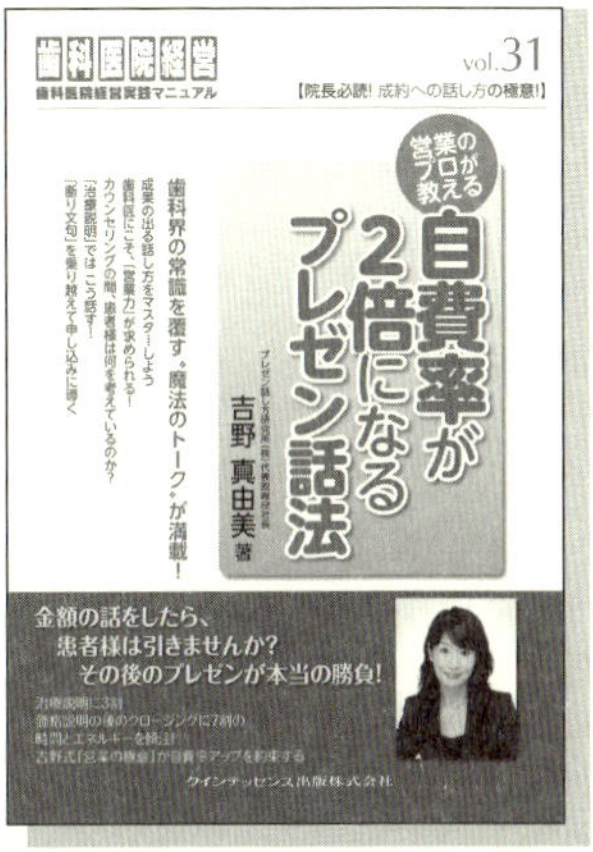

歯科界の常識を覆す " 魔法のトーク " が満載！

治療説明に３割、価格説明の後のクロージングに７割の時間とエネルギーを傾注しよう。断り文句を乗り越えて申し込みに導く吉野式「営業の極意」が自費率アップを約束する。

☆新刊！『続・自費率が２陪になるプレゼン話法』発売中！

● 好評の「歯科医院経営実践マニュアル」シリーズ ●

〔歯科医院経営実践マニュアル vol.34〕

患者様をファンにする最強のコミュニケーション

井上裕之（医療法人社団いのうえ歯科医院理事長）
A5判・定価本体2,500円（税別）

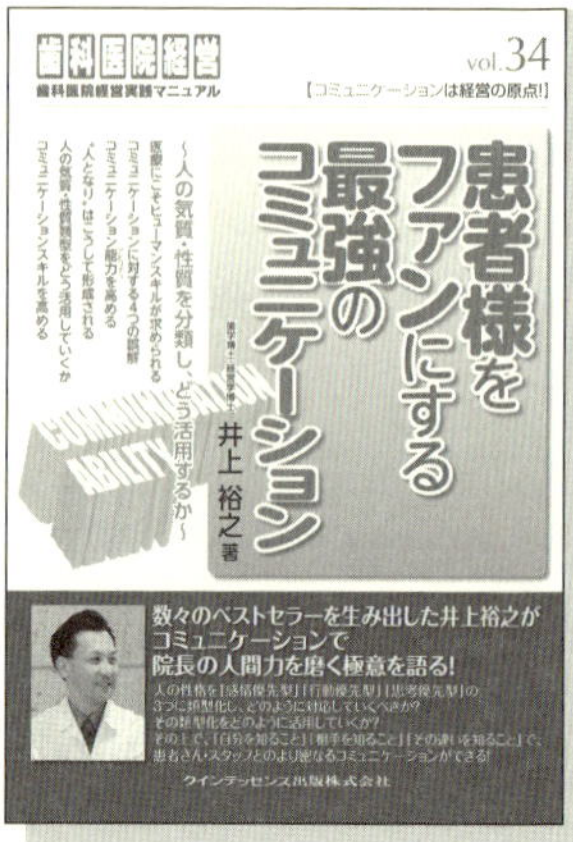

ベストセラー作家の著者が、人の気質・性質を「感情優先型」「行動優先型」「思考優先型」の３つに類型化し、活用することで、患者様とより密なコミュニケーションができ、スタッフのモチベーションアップができる極意を語る。

〔歯科医院経営実践マニュアル vol.40〕

歯科助手を上手に活用する法

澤泉仲美子（㈱オフィスウエーブ代表取締役）
A5判・定価本体2,000円（税別）

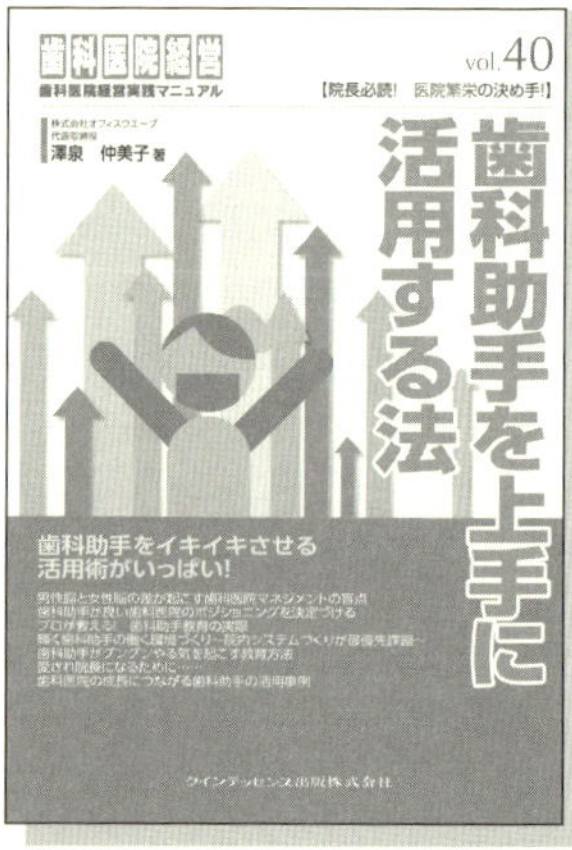

歯科助手が歯科医院成長の要になる！
長年、歯科助手教育に携わってきた著者が、歯科助手活用のコツを伝授。医院の中で何でも屋として使われがちな歯科助手を、受付・カウンセリングなどでプロとしての活躍の場をつくり、医院の司令塔に育て上げる。